운동 재활을 위한

Manual

테크닉

저자 경력 및 약력

김병곤 박사(스포츠 의학)

현) STSLab(주) 대표이사
전) 가봉 대통령궁 헬스케어 디렉터
전) 키움 히어로즈 단장 특별보좌
전) MLB 토론토 블루제이스 퍼포먼스 코치
전) 사단법인 대한건강운동관리사협회장
전) 한국국가대표 야구팀 수석 트레이너
전) 수원대학교 스포츠과학부 겸임교수

김동우 박사(스포츠 의학)

현) 퀄핏 퍼포먼스센터 대표
현) STSLab(주) 부대표
현) 사단법인 대한건강운동관리사협회 퍼포먼스 분과장
현) 장안대학교 외래교수
전) 한양대학교 체육학과 겸임교수
전) 가봉 대통령궁 헬스케어 마스터
전) 여자야구대표팀 수석트레이닝 코치

공성아 박사(스포츠 의학)

현) 성균관대학교 삼성융합의과학원 연구교수
현) 삼성서울병원 환자중심삶의질 연구소 연구원
현) STSLab(주) 연구소장
현) 장안대학교 외래교수
전) 사단법인 대한건강운동관리사협회 부회장
전) 서울대학교 스포츠과학연구소 객원연구원

운동 재활을 위한

Manual

테크닉

김병곤·김동우·공성아 저

(주)바이오사이언스출판

들어가며

글로벌화가 진행되면서 미국, 유럽과 같은 선진국에서 나온 다양한 수준의 전공 서적이 일 년이 채 되지 않아 한국어로 번역이 되고 또 원서를 바로 볼 수 있게 되었다. 이러한 시점에 어떤 서적이 독자에게 가장 좋은 것 인지 고민하게 되었고, 가장 좋은 서적은 독자의 전공 능력보다 조금 어려운 수준의 서적이 가장 좋지 않을까 생각하였다. 또한 운동 재활의 대부분의 서적들이 인체의 건강을 부분적으로 바라보는 의학 전공, 물리치료 전공에서 출간되기 때문에 통합적으로 바라보는 운동 재활의 내비게이션 또는 나침반이 되어줄 서적이 필요하다는 것을 생각하며 책을 써 내려갔다.

운동 재활을 위한 매뉴얼 테크닉의 전공을 더 깊이 있게 보기를 원한다면 '자세 평가와 통증 치료', '관절의 가동 범위 평가(ROM)', '수동적 스트레칭(Passive Stretch)', '고유수용성 자극(PNF)', '근육에너지 기법(Muscle Energy Technique)', '도수근력 검사(MMT)' 교정운동학(Corrective Exercise)'의 책을 보는 것을 추천한다.

운동 재활은 회원의 기능부전의 문제를 몸 전체에서 찾아 우선순위에 따라 프로그램을 작성해야 효율적이고 효과적으로 진행할 수 있다. 측정, 평가, 운동 재활 프로그램을 진행할 때, 각각 부분적으로만 해결하게 된다면, 완전한 건강을 만드는 것은 불가능하기 때

문이다. 이 책을 통해 몸 전체의 건강을 폭넓게 바라볼 수 있기를 바란다.

[운동 재활의 우선순위 선택방법]

1. 회원의 요구 / 측정 – 문진

1) 통증위치(Pain Point)	2) 불편감의 위치

↓

2. 가동성(Mobility) / 측정 – 단일 관절 ROM

1) 흉추(Thoracic)	2) 경추(Cervical)	3) 요추(Lumbar)	4) 발목(Ankle)	5) 고관절(Hip)	6) 어깨(Shoulder)	7) 손목(Wrist)

↓

3. 안정성(Stability) / 측정 – 안정성 & MMT

1) 엉덩이(Gluteus)	2) 복부(Abdominal)	3) 견갑대(Scapular)	4) 다리(Thigh+Calr)	5) 팔(GH+Forearm)

↓

4. 움직임 조절(Motor – Control) / 측정 – Balance & PNF

1) 상지 고정 + 하지 움직임	2) 하지 고정 + 상지 움직임	3) 상하지 동시 움직임

2023. 9

저자 일동

목 차

운동 재활을 위한

Manual

테크닉

서 론

서 론

1) 기능장애란

근골격의 기능장애는 그림-1과 같이(Frontal plane: 정중면), (Sagittal plane: 시상면), (Transverse plane: 횡단면) 세 가지 면에서 상호면의 **비대칭**을 의미하며, **부정렬**이라고도 표현된다. 인체의 면은 상호간에 연쇄적인 작용을 하여 한 가지 면에서의 비대칭은 다른 면으로의 비대칭을 야기한다.

부정렬은 연부조직(근육, 근막, 관절, 인대)의 비정상적 길이와 장력의 비정상적 대칭에 의해 나타난다. 이러한 비대칭은 대체로 인체를 직접 움직이는 조절 능력의 오류인 '능동적 조절'과 외부환경에 의해 적응해 나가는 조절 능력의 오류인 '수동적 조절'의 오류에서 생겨나기 시작한다.

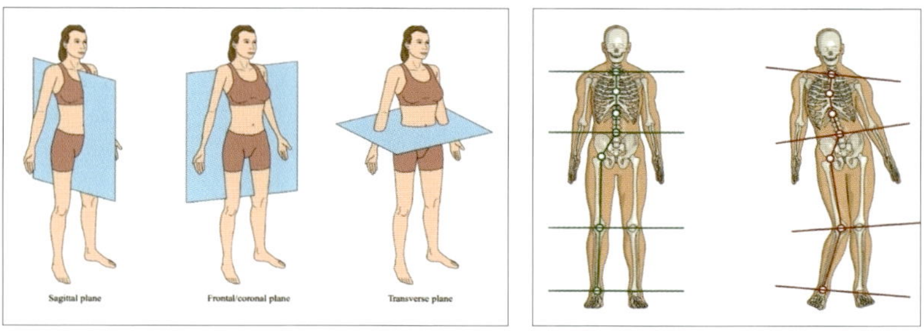

그림-1. 인체의 면과 부정렬

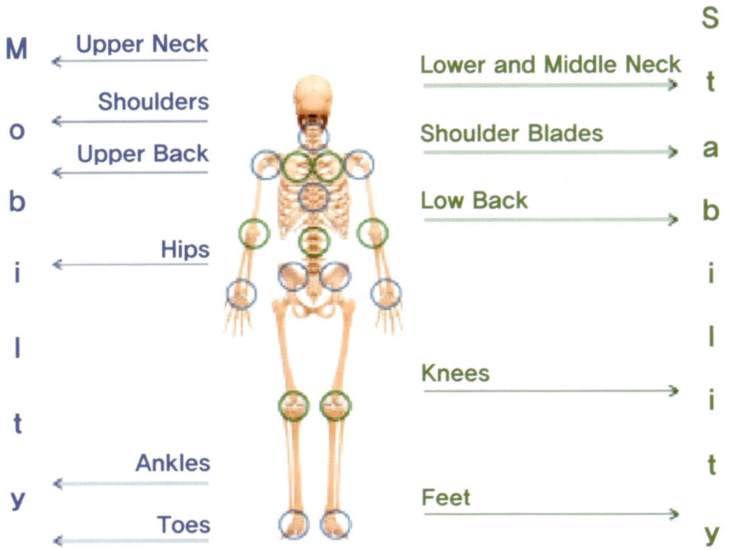

그림-2. 관절과 관절 접근법

그림-2. **관절과 관절 접근법**에 보이는 것처럼 인체의 관절을 가동화 관절(Mobility Joint)과 안정화 관절(Stability Joint)로 구분한다.

가동화 관절은 해부학적 면에 의해 구분되는 움직임의 축이 2~3개로 이루어진 관절들, 안정화 관절은 경첩관절(Hinge Joint)로 움직임의 축이 1개인 관절들로 구분된다. 가동화 관절은 목 1~2번, 어깨관절, 흉추, 고관절, 발목, 발가락이다. 안정화 관절은 목 3~7번, 견갑골, 요추부, 무릎, 발바닥이다. 견갑골(Scapular)은 완전한 관절이 아니기 때문에 이러한 구분으로 명칭하기는 어렵지만 일반적으로 안정화 관절에 포함한다.

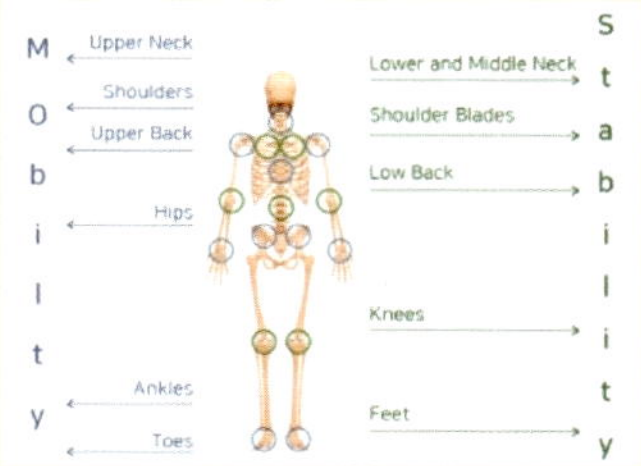

가동성(Mobility)

: 움직임을 만들어 내는 능력

안정성(Stability)

: 원하지 않는 움직임에 저항하는 능력

그림-3. 가동성과 안정성의 정의

그림-3. **가동성(Mobility)과 안정성(Stability)의 정의**에서 가동성 관절은 원하는 움직임을 만들어 내는 활동을, 안정화 관절은 원하지 않는 움직임에 대해 저항하는 활동을 의미한다. 이렇게 관절의 특징에 맞지 않은 움직임이 나타날 경우 관절의 구조상 미세 손상을 축적시켜 부상의 원인이 될 수 있다.

움직임 조절의 단계
1. 가동성(Mobility)
2. 안정성(Stability)
3. 조절된 가동성의 단계(Controlled mobility)
4. 기술 단계(Skill)

그림-4. 움직임 조절의 단계

그림-4. **움직임 조절의 단계**는 총 네 가지 단계로 구성된다. 첫 번째, 가동성을 만드는 단계, 두 번째, 안정성을 만드는 단계, 세 번째, 조절된 가동성의 단계, 네 번째, 움직임이 기술을 만들어 가는 단계이다. 운동 재활을 효과적으로 해결하기 위해서는 이 네 가지의 단계를 순차적으로 해결하는 것이 성공적인 운동 재활의 기본요소이다.

표-1. 가동성, 안정성, 유연성, 건강한 움직임

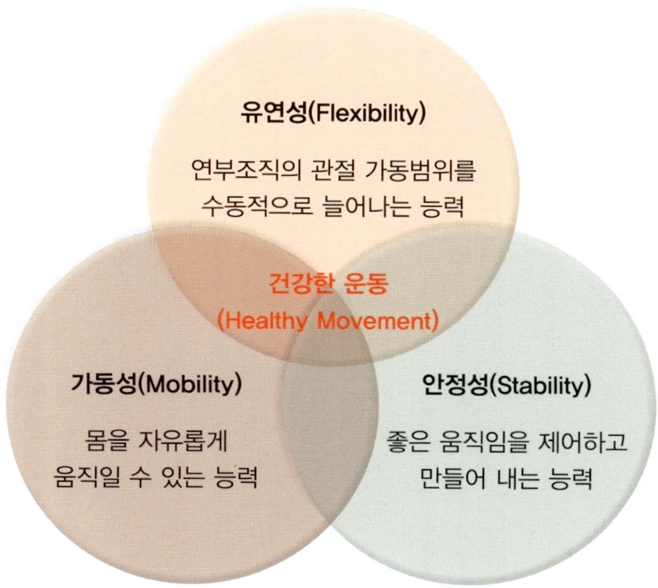

표-1. **가동성, 안정성, 유연성은 건강한 움직임**을 만들기 위한 기본 조건이다. 이 세 가지의 조건 중 단 하나라도 결핍이 생기게 되면, 건강한 움직임이 완성되지 못하기 때문에 이 세 가지 요소 중 어느 하나의 요소라도 결핍되지 않게 관리해야 한다.

표-2. 가동성과 안정성의 균형

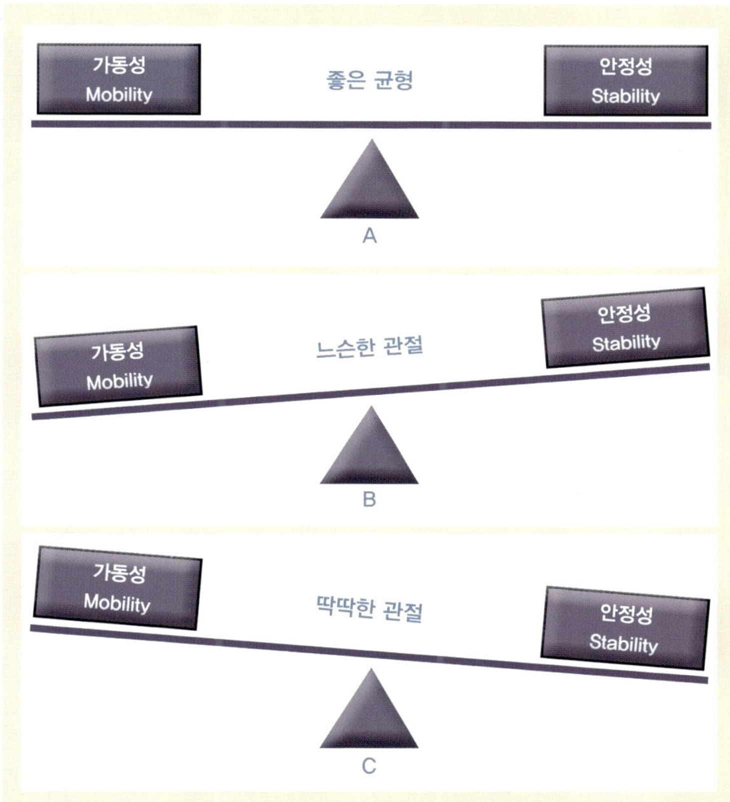

표-2. 건강한 움직임은 **가동성과 안정성 균형**이 서로 잘 밸런스를 이룰 때(A) 완성된다. 만약 가동성이 안정성보다 과도하게 커지게 되면(B) 관절과 근육은 느슨해져 건강한 움직임을 유지하기 어렵다. 반대로 안정성이 가동성보다 과도하게 커지게 되면(C) 관절과 근육이 너무 경직되어 강직되면 건강한 움직임을 유지할 수 없게 된다.

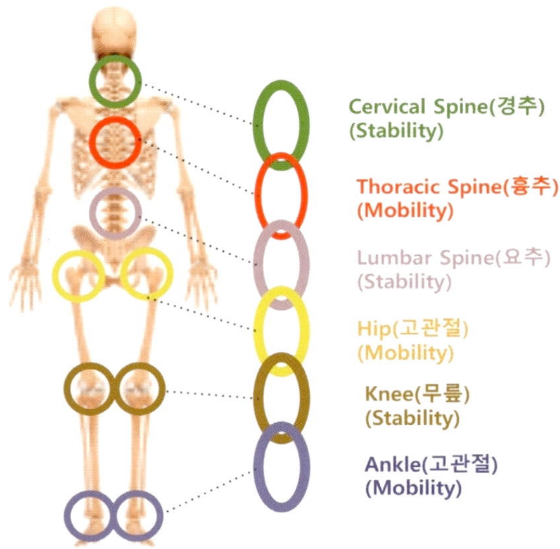

그림-5. 가동화, 안정화의 약한 연결고리

그림-5. **가동화, 안정화의 약한 연결고리** - 신체 관절의 연결사슬에서 각각의 관절(가동화, 안정화)이 제 기능을 하지 못할 때, 관절의 연결은 약한 연결고리가 된다. 관절 중 가동화 관절의 기능이 약할 경우 가동화 운동(폼롤러, 스트레칭 등 이완요법)이 필요하며, 안정화 관절의 기능이 약할 경우 안정화 운동(단일관절 근력강화 운동)이 필요하다. 예시로, 가동화 관절로 분류되는 흉추의 연결고리 사슬이 약하다면 흉추의 가동성을 회복해야 한다. 흉추의 움직임은 굴곡과 신전, 회전, 측면 굴곡의 움직임으로 세 가지 방향으로 분류되기 때문에 세 가지 방향의 가동영역을 회복시켜야 한다.

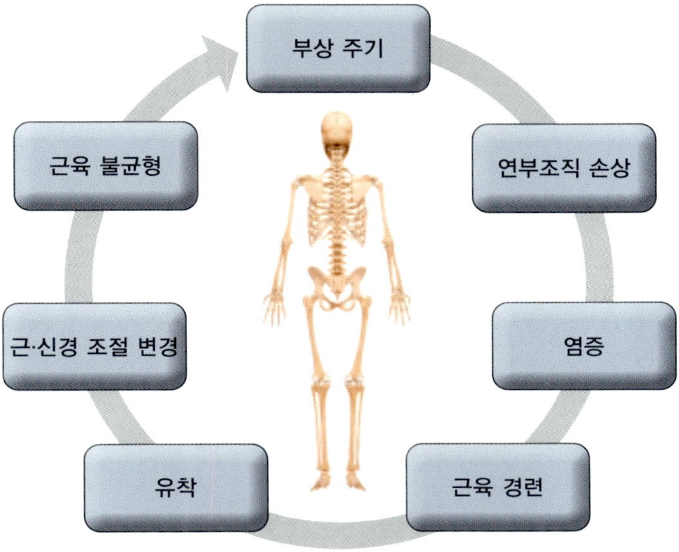

그림-6. 누적 손상 주기

그림-6. **누적 손상 주기** – 근육, 인대, 건, 관절과 같은 연부조직의 손상은 조직에 염증을 형성시켜 근육의 경직을 유발한다. 경직된 근육은 신경과 유착되어 신경근 조절의 문제를 일으켜 각 근육의 상호작용 밸런스에 문제를 만든다. 결과적으로 근육의 밸런스에 문제가 생겼다는 것은 신경근의 조절이상, 유착, 근육경직, 연부조직의 손상 가능성을 유추해 볼 만한 근거가 된다.

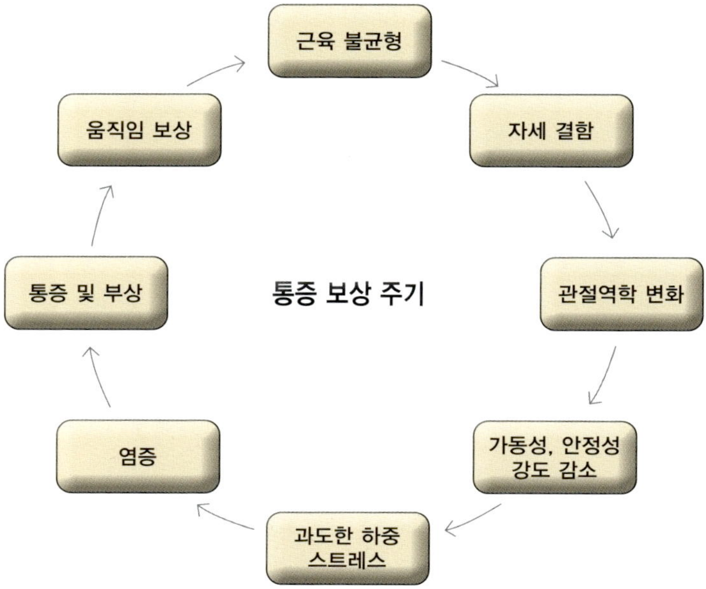

그림-7. 부상과 통증의 보상작용 사이클

그림-7. **부상과 통증의 보상작용 사이클** – 정상 수준에 미치지 못하는 가동성, 안정성, 근력의 감소는 각 조직에 과도한 하중 스트레스가 되고 염증 발현의 과정의 원인이 된다. 이는 통증 또는 부상의 시작점이 될 수 있다. 이러한 과정은 움직임의 보상작용을 만드는 원인이 되어 근육과 자세의 불균형을 야기한다. 관절의 움직임 기전이 변경되어 다시 가동성과 안정성, 근력 감소를 만들어 낸다. 사이클에서 단 하나의 문제가 있더라도 이것은 부상과 통증의 사이클의 연결점이 될 수 있기에 교정운동의 중재가 필요하다.

표-3. 기능장애의 요소

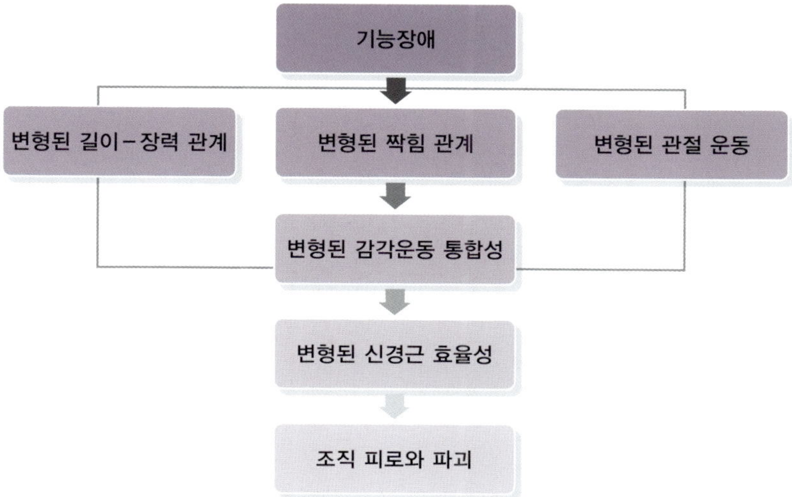

표-3. 기능장애의 요소 - 기능장애는 근육의 장력 관계와 근육의 짝힘 관계 그리고 관절의 움직임 변형 등의 1차적 오류를 만들어 낸다. 이는 운동감각의 통합 조절력을 변형시키고 신경근의 효율성을 떨어뜨리게 된다. 장시간 동안 교정되지 않은 채 반복되면 조직의 피로와 파괴를 일으키는 원인이 될 수 있다.

표-4. 시스템적 움직임의 병리학적 모델

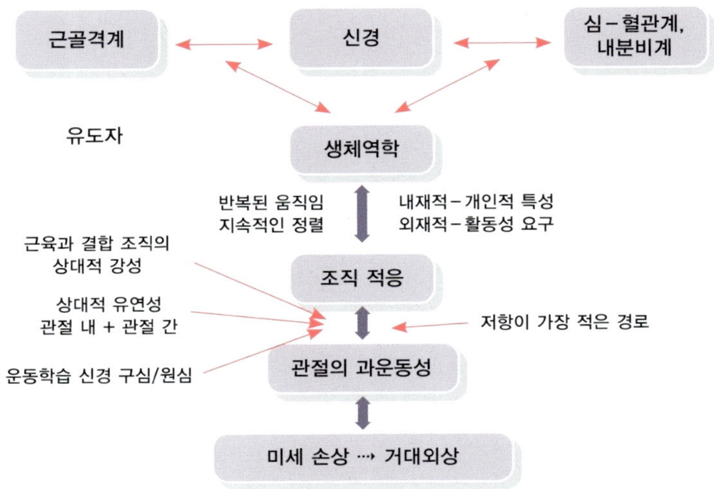

표-4. 시스템적 움직임의 병리학적 모델 – 근육에 미세 손상이 반복되어 거대외상이 생기게 되면 이를 보상하기 위해 관절 주변에 과한 움직임이 발현된다. 관절 주변의 과한 움직임으로 인한 조직의 적응 과정은 운동학습의 구심성과 원심성, 관절 간의 상대적 유연성, 근육 및 결합 조직의 상대적 강성과 최소저항의 경로 변경 등의 오류를 만들어 낸다. 조직 적응에서 생체역학으로 넘어가는 과정에서 반복적인 움직임과 지속적인 정렬에 의해 내적인 부분은 개인적 특성으로, 외적인 부분은 활동적 요구가 생긴다. 생체역학은 근골격계, 신경계, 심폐 및 내분비계에 의해서 결정된다.

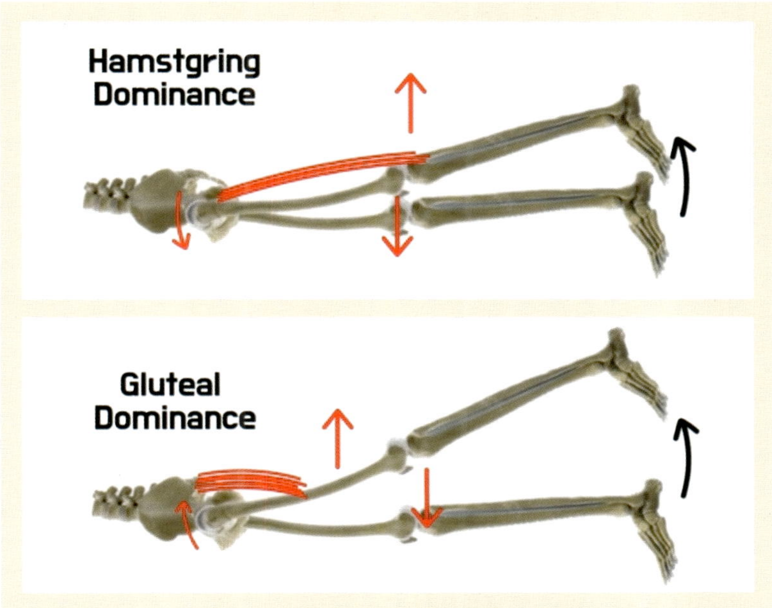

그림-8. 고관절 신전의 정상적인 움직임과 보상작용

그림-8. **고관절 신전의 정상적인 움직임과 보상작용** - 무릎관절을 편 상태에서 고관절을 신전할 때 햄스트링 근육을 사용하면 대퇴 골두는 관절의 전방으로 축이 이동하게 되고, 둔부 근육을 사용할 땐 대퇴 골두는 관절의 후방으로 이동하게 된다. 대퇴 골두가 관절 전방으로 이동하는 문제는 다양한 문제를 일으키는 원인이 되므로 이를 예방하기 위해 고관절의 신전 시 둔부 근육을 사용해야 한다.

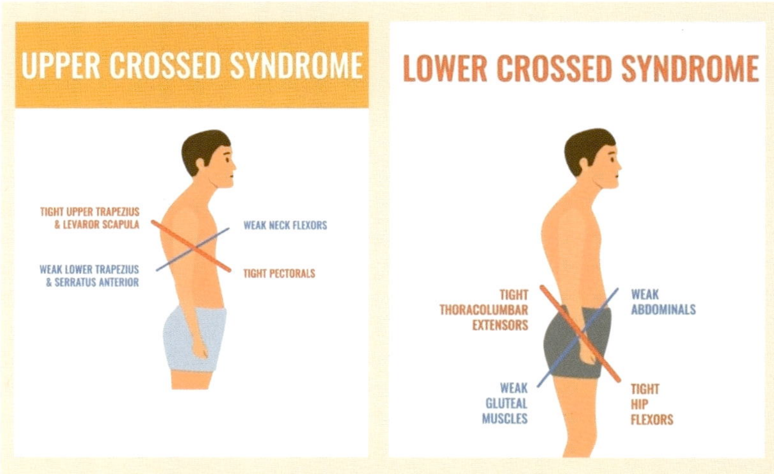

그림-9. 얀다의 상지, 하지 교차 증후군

그림-9. **얀다의 상지, 하지 교차 증후군** – 자세 또는 움직임의 문제는 근육의 단축과 이완이 불협하여 생겨나며 나아가 체형을 변화시키게 된다. 상지교차 신드롬은 일반적으로 라운드 숄더 또는 거북목이 있는 사람들에게서 나타나는 특징으로 등 '상부근육-가슴근육'의 단축과 '목 전면부-등 하부 근육'의 이완으로 나타난다. 하지 교차 증후군은 요추부 근육(Erector spinae)과 고관절 전면부 근육(Iliopsoas)의 단축과 복부의 이완이 나타나며, '허리-고관절 전면부 근육'의 단축과 '복부와-엉덩이주변의 근육'이 이완하며 나타난다. 일반적으로 골반의 전방경사가 있는 경우가 대부분의 특징이다.

2) 기능장애 회복

기능장애를 회복하기 위해서는 인체의 단축된 근육과 이완된 근육을 찾아내는 것이 필요하다. 단축된 부분은 이완을 통해 정상길이를 만들게 되고, 이완된 근육은 근력 강화를 통해서 원래의 근육톤을 만들어 주는 것이다. 교정운동의 순서는 단축된 근육을 이완시키고 난 후, 이완된 근육을 강화하는 근력운동 순이 되겠다.

표-5. 교정운동 연속체

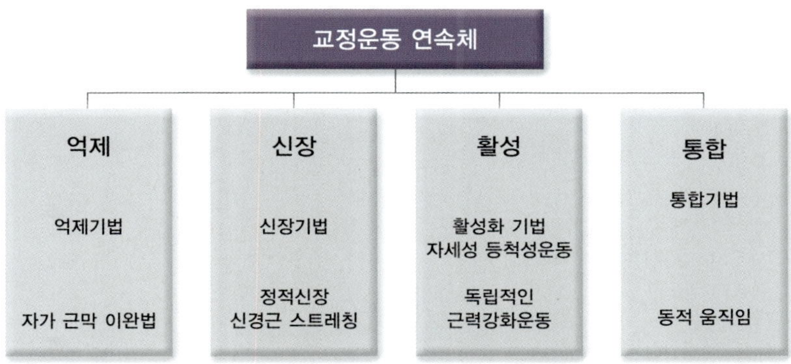

표-5. 교정운동 연속체는 네 가지로 구성되어 있다. 교정운동을 진행할 경우 억제, 신장, 활성, 통합을 나누어서 교정운동을 하는 것보다 가급적 네 가지 구성요소를 모두 한 번의 교정운동에서 사용해야 한다. 억제는 단축된 근육을 찾아 폼롤러, 볼롤러, 마사지건, 기타 이완 도구를 이용하여 근육의 단축을 이완시키는 것이다. 신장은 정적 스트레칭과 신경근 스트레칭을 통해 단축된 근육과 신경

연부조직을 이완시키는 운동이다. 활성은 이완된 근육을 단일관절 운동을 이용해서 근육의 활성도를 회복시키는 운동이다. 통합은 복합 관절과 움직임을 가능하면 많이 사용해서 움직임의 통합을 만들어 주는 운동이다(그림-10).

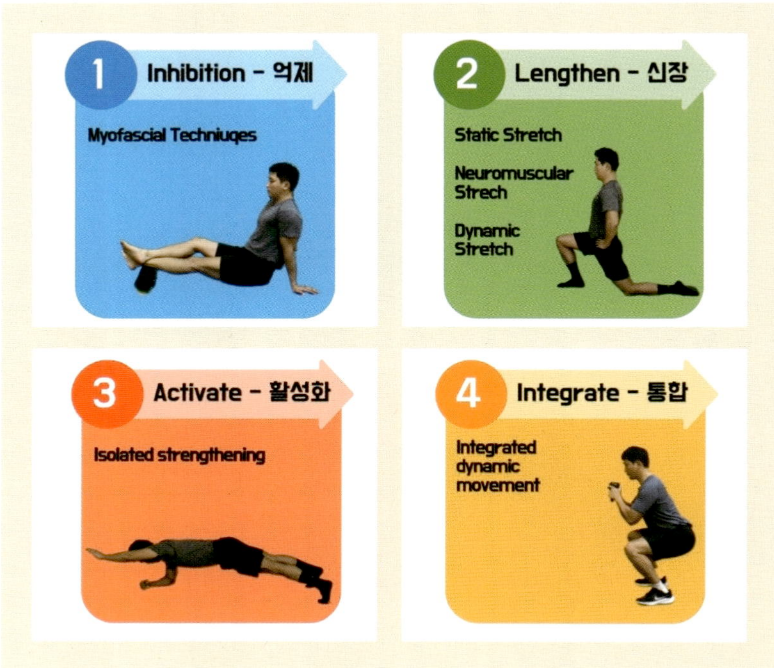
1
Inhibition - 억제
Myofascial Techniuqes
2
Lengthen - 신장
Static Stretch
Neuromuscular Strech
Dynamic Stretch
3
Activate - 활성화
Isolated strengthening
4
Integrate - 통합
Integrated dynamic movement

그림-10. 교정운동 연속체의 예시

표-6. 교정운동 연속체에서 사용되는 매뉴얼 운동

아이템/교정운동	1. Inhivition(억제)	2. Lengthen(신장)	3. Activite(활성)	4. Integrate(통합)
ROM(관절가동범위)	측정			
Passive Stretch (수동적 스트레칭)				
PNF				
MET				
MMT			측정	
Exercise				

ROM(Range Of Motion) PNF(Proprioceptive Neuromuscular Facilitation), MET(Muscle Energy Techniques), MMT(Manual Muscle Test)

표-6. 교정운동연속체에서 사용되는 매뉴얼에서 운동 재활을 하는 방법을 소개한다.

1. 관절가동범위 검사와 수동적 스트레칭을 활용하는 '억제'에 사용하는 기법.
2. 수동적 스트레칭, PNF, MET를 활용하는 '신장'에 사용되는 기법.
3. PNF, MET, MMT를 활용하는 '활성'에 사용하는 기법.
4. 통합에 사용되는 기법으로는 운동이 있다.

이 4가지의 교정운동에서 하나의 카테고리에 두 가지, 세 가지가 있는 경우, 선택적으로 한 가지만 사용해도 되며, 자신의 가장 자신 있는 기법을 사용한다.

3) 회원(선수, 환자, 피험자)과의 소통

소통의 사전적 정의는 "막히지 않고 잘 통함", "뜻이 통하여 서로 오해가 없음"이라고 한다. 올바른 소통을 위해서는 자신의 감정을 정확하게 상대에게 전달하는 것이 필요하다. 그렇다면 자신의 감정 또는 상태를 자기 스스로 먼저 파악하는 연습이 되어 있어야 한다. 따라서 나를 아는 것이 중요하고 그 다음 다른 사람의 요구를 정확하게 파악하는 것이 필수이다.

표-7. 의사소통에 영향을 미치는 요소

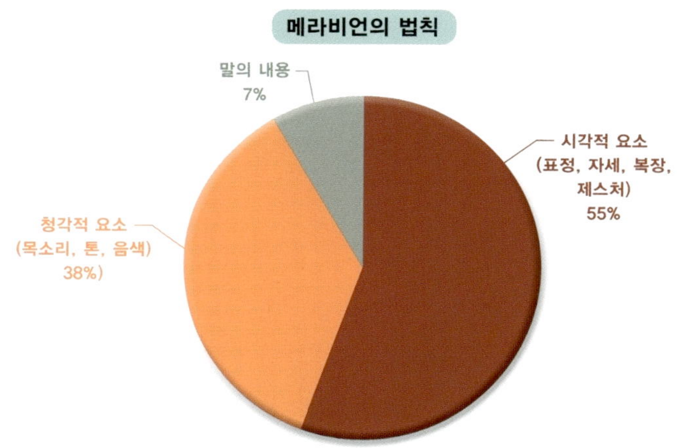

표-7. **의사소통에 영향을 미치는 요소**에 커뮤니케이션 분야에서 매우 저명한 메라비언의 법칙을 적용한다. 이 법칙에 의하면 의사소통에서 느끼는 정서의 7%는 언어적 요소에서 느껴지며, 38%는 청각적 요소에서 나타나며, 55%는 시각적 요소에서 느껴진다고 한

다. 그렇다고 무슨 말을 하는지 내용이 중요하지 않다는 것은 아니지만 메라비언의 법칙에 의하면 사람은 언어적 요소가 다른 요소와 일치하지 않을 경우, 사람들은 비언어적 요소가 더 신뢰할 만한 정보라고 느낀다는 것을 알 수 있다.

지혜란 사람 또는 사물, 어떤 이벤트나 상황을 깊이 있게 이해하고 인지해서 자신의 행동과 판단을 그 상황에 맞출 수 있다는 것을 말한다.

표-8. 데이터로 지혜 만들기

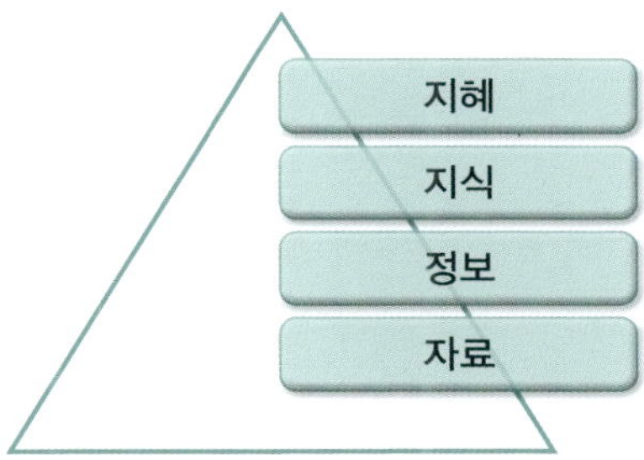

표-8. 데이터로 지혜 만들기의 피라미드를 보면, 가장 먼저 데이터를 모으는 것이 필요하다. 데이터를 수집하고 이 데이터를 통해 정보를 수집하게 되면 지식이 쌓이게 된다. 이 지식을 기반으로 상황과 환경 조건에 따라 조합하게 되면서 지혜를 만들어 갈 수 있다.

설득이란 자신에게 동의하지 않거나 본인과 반대되는 의견을 가진 상대에게 본인의 생각을 이해시키고, 의견에 따를 수 있도록 여러 가지 방법으로 설득하는 행위를 말한다.

◆ 설득의 5단계(1953년 예일대 학파가 수행함)

1단계 주의(attention) 상대방의 주목을 얻는 것

2단계 이해(comprehension) 일단 관심을 가진 피설득자가 메시지를 이해하거나 파악하는 단계

3단계 수용(acceptance) 피설득자가 주의와 이해를 거쳐 메시지 내용을 받아들이거나 혹은 거부하는 단계

4단계 보유(retention) 메시지 내용을 이해하고 수용한 피설득자가 실제 행동으로 옮기기 전까지 관련 내용을 기억하고 유지하는 단계

5단계 행동(action) 피설득자가 메시지 내용을 이해하고 수용하여 일정 기간 동안 유지한 뒤에 바꾸어 행동하는 단계

그림-11. 설득의 5단계

그림-11. **설득의 5단계**는 주의 ⇨ 이해 ⇨ 수용 ⇨ 보유 ⇨ 행동으로 5단계로 진행된다. 주의는 상대방의 주목을 얻는 것이다. 이해는 일단 관심을 가진 피설득자가 내용을 이해하거나 파악할 수 있는 단계이다. 수용은 피설득자가 주의와 이해를 통해 설득자가 주려고 하는 내용을 받아들이거나 또는 거부하는 단계이다. 보유는 설득자가 준 내용을 행동으로 옮기기 전까지 내용을 기억하고 유지하는 단계이다. 마지막 행동은 설득자의 내용을 이해하고, 수용하여 일정기간 동안 유지하여 행동을 바꾸는 단계이다. 이렇게 5가지 단계가 필요하며, 피설득자가 현재 어느 정도 단계에 있는지를 파악하여 설득을 진행해야 한다.

소통을 하기 위해서 협상이라는 것은 필연적이다. 협상은 어떤 목적에 맞는 결정을 하기 위해 여러 명이 서로 논의하는 것을 말한다.

표-9. 협상에서 해야 할 것

협상에서 해야 할 것과 하지 말아야 할 것	
해야 할 것	하지 말아야 할 것(주의할 것)
대안준비	상대방의 분위기 띄우기에 현혹되는 것
상대방 대안 예측	상대방의 강압적 분위기 조성에 위축되는 것
페이스 오프 테이블(협상 항목, 점수표) 준비	의사 결정권자가 아닌 사람과 협상하는 것
상대방의 페이스 오프 테이블 예측	딱 떨어지는 숫자가 아니라 000에서 000정도식으로 제안하는 것
자신과 상대방의 시간적 압박을 파악	협상이 아닌 비본질적인 부분에 빠져들기
상대방보다 먼저 제안	협상의 전체 파이가 고정돼 있다고 생각하기
필요한 경우 외에는 침묵	거짓말하기

표-9. **협상에서 해야 할 것**과 하지 말아야 할 것이 있다. 협상에서 해야 할 것을 기억해 두자! 협상 전 대안을 준비하고, 상대방의 대안을 예측해서 준비하고, 협상항목과 점수표를 준비하고 상대방의 협상항목과 점수표를 예측해 본다. 본인과 상대방의 시간적 여유를 확인하고, 상대방에게 먼저 제안하고, 필요한 경우를 제외하고는 말을 많이 하지 않는 것이다. 트레이너가 운동을 시키고 싶은 것이 있고, 회원이 하고 싶어 하는 운동이 있다. 이렇게 서로의 needs가 다를 경우, 표-9와 같은 협상이라는 것이 필요하다.

성공적인 협상을 위해 필요한 3가지는 상호 간의 신뢰를 바탕으로 열린 대화를 할 수 있는 환경을 조성하고, 각자가 원하는 이익에 대해 공유하고, 서로가 간절히 원하는 것을 조금씩 양보하면서 타협하는 의지가 가장 중요하다.

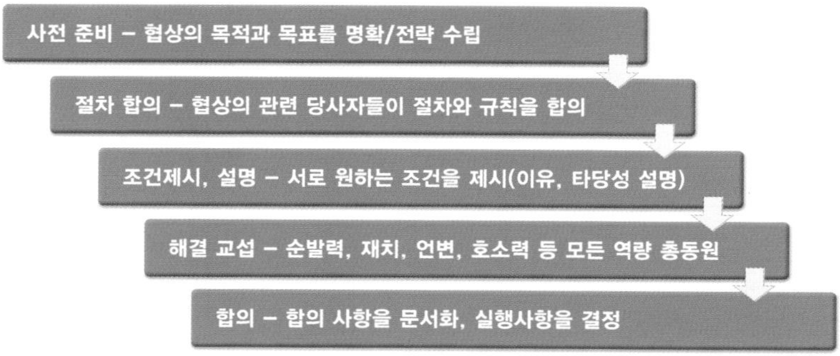

그림-12. 협상의 과정

그림-12. **협상의 과정**은 사전준비 ⇨ 절차합의 ⇨ 조건제시, 설명 ⇨ 해결 교섭의 순서로 진행된다. 사전 준비는 회원에게 주고자 하는 운동의 목적과 목표를 명확히 수립하고 전략을 준비한다. 절차 합의는 협상의 관련 당사자인 트레이너와 회원 간의 상담 테이블로 정기적으로 자리한다. 조건제시, 설명은 회원의 상태를 정확하게 설명하고, 이러한 이유로 이러한 운동을 하는 것이 필요하다고 설명한다. 물론 회원이 좋아하는 운동과 싫어하는 운동을 먼저 파악해야 한다. 해결 교섭은 향후 운동의 기간을 설정하고, 어떤 운동을 진행하게 될지 서로 간의 합의를 통해서 운동 프로그램을 확정한다.

운동 재활을 위한

Manual

테크닉

1. ROM (Range of Motion) 평가 및 운동 재활

1.

ROM (Range of Motion) 평가 및 운동 재활

1) ROM의 평가

(1) ROM의 정의

관절의 가동범위(Range of Motion)는 관절이 전체 움직임 범위를 정상적으로 움직일 수 있는 능력을 말하며, 통증을 유발하지 않으며, 정상적으로 전체 운동범위를 움직이는 것으로 정의된다.

관절의 가동범위(ROM)	관절 내에서 가지고 있어야 할 정상적인 움직임의 양
관절염이 있는 사람은 매일 움직이는 범위를 최대한 움직이도록 노력해야 한다.	
ROM 운동의 이점 • 강직의 예방 • 유연성 향상 • 더 좋은 자세 • 부상 위험 감소 • 향상된 관절의 기능	팁 • 하루에 한 번은 ROM 운동 • 각 동작을 몇 번 수행하여 움직임을 만듦(최대 12회) • 약간의 스트레칭이 느껴질 때까지 움직이되 무리하게 하지 않음 • 날카롭거나 깊은 통증을 느끼면 운동을 중단함

그림-13. 관절의 가동범위

그림-13. **관절의 가동범위**에서 관절의 가동범위 운동의 좋은 점은 크게 다섯 가지로 나눌 수 있다. 첫 번째 관절이 딱딱하게 굳는 것을 예방한다. 두 번째 유연성이 증가된다. 세 번째 더 좋은 자세를 유지할 수 있다. 네 번째 부상의 위험이 줄어든다. 다섯 번째 관절의 가동성이 향상된다.

관절의 가동범위 운동의 팁은 하루에 한두 번 유연성 운동을 하고, 약간 늘어나는 느낌이 들 때까지 움직이되 무리되지 않게 하고, 날카롭거나 깊은 통증이 느껴지면 운동을 중단한다.

정상적으로 움직일 수 있는 능력이 감소된 관절을 제한된 ROM 이라고 한다. 관절의 가동범위가 제한되는 일은 아래의 원인들로 발생될 수 있다.

- 특정 관절의 기계적인 문제: 오십견
- 관절을 둘러싼 연부조직의 손상: 근육, 힘줄 또는 인대의 손상
- 병리학적 문제: 관절염 같은 질환
- 신체적 또는 정서적 스트레스: 목의 경직

이러한 원인과 관련된 통증, 부기 및 뻣뻣함은 관절의 ROM을 제한하여 기능장애 및 일상적인 활동 수행 능력 감소를 유발할 수 있다.

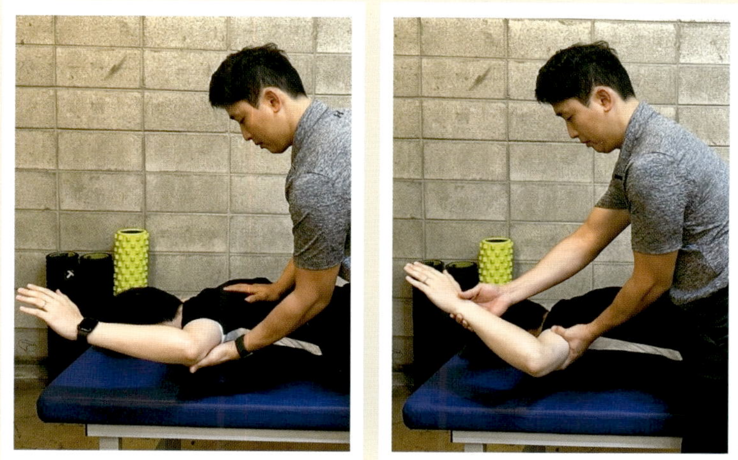

능동적 관절의 가동범위　　수동적 관절의 가동범위

사진-1. 능동적, 수동적 관절의 가동범위

사진-1. 그림처럼 관절의 가동범위는 **능동적, 수동적 관절의 가동범위**로 나누어진다. 관절의 가동범위를 확보하기 위해서는 수동적 ROM ⇨ 능동 보조 ROM ⇨ 능동적 ROM의 순서로 진행하는 것이 안전하고 효율적이다. 수동적 ROM은 다른 사람이나 모션 머신에 의해 관절에 힘이 전달되어 움직이는 것으로, 외부의 힘에 의해서 움직임을 만들어 내는 것이다. 능동 보조 ROM은 외부 힘으로부터 부분적으로 도움을 받고 자신의 힘도 같은 방향으로 움직여 관절의 가동범위를 만들어 내는 것이다. 마지막으로 능동적 ROM은 운동을 수행하는 개인이 전적으로 힘을 발휘해서 움직임을 만들어 내는 것이다.

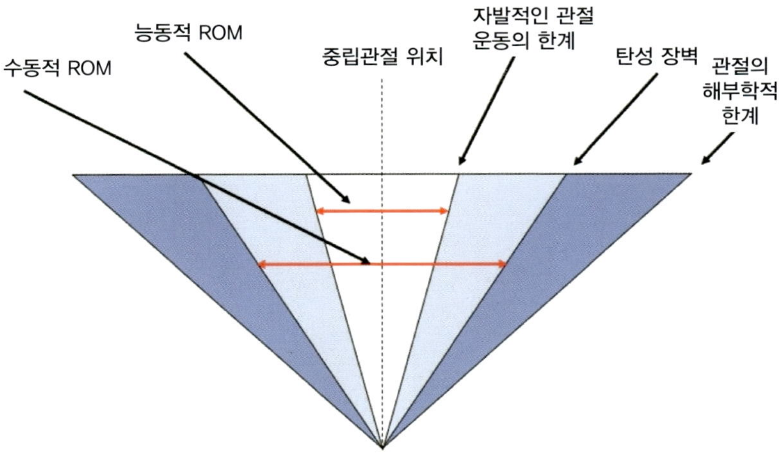

그림-14. 관절의 해부학적 움직임 제한

그림-14. **관절의 해부학적 움직임 제한**을 살펴보면 자연스러운 관절의 중립 상태에서 스스로 움직이는 능동적 관절가동범위(관절 움직임의 자발적인 제한)가 있고, 수동적 관절가동범위(탄성의 끝 범위)가 있다. 이 범위를 넘어가게 되면 해부학적 관절의 제한 범위를 넘어가게 되면서 부상이 생긴다.

(2) ROM의 관절별 평가

관절의 가동범위 평가를 위해서 각각의 관절가동범위를 알고 있어야 하며, 관절의 기시점(시작점)과 정지점(끝점)을 알아야 정확하게 평가할 수 있다. 아래 평가하는 ROM은 능동적(Active) 관절의 가동범위여서 수동적(Passive) 관절의 가동범위는 포함되어 있지 않다. 수동적 관절의 가동범위를 평가하기 위해서는 관절의 끝 지점에서 손으로 압력을 가하면 확인할 수 있다. 일반적으로 점진적으로 부상이 발생되는 경우 수동적 관절의 가동범위가 먼저 제한된다.

ROM을 측정할 시 인체의 면을 구성하는 세 가지 요소를 시상면(Sagittal Plane) ⇨ 관상면(Coronal Plane) ⇨ 횡단면(Transverse Plane)의 순차로 나누어 진행하는 것이 효율적이다. 특히 상황에 따라 측정 시간을 단축하거나 항목을 간결하게 줄여서 측정할 경우 다음과 같은 인체 면의 구성 및 특징을 고려하여 진행해야 된다. 시상면은 필수적인 검사, 관상면은 선택적 검사, 그리고 횡단면은 특별한 문제를 찾기 위한 검사이다.

표-10. 관절의 정상적인 가동범위

관절	움직임	움직임 각도	관절	움직임	움직임 각도
목	굴곡 신전 측면 굴곡 회전	0–85 0–70 0–45 0–80	고관절	굴곡 신전 외전 내전 내회전 외회전	0–125 0–15 0–45 0–15 0–45 0–45
어깨	굴곡 신전 외전 내전 내회전 외회전	0–180 0–50 0–180 0–90 0–90 0–90	무릎	신전/굴곡	0–140
팔꿈치	신전/굴곡	0–160	발목	저측 굴곡 배측 굴곡	0–45 0–20
전완	회내 회외	0–90 0–90	발	내번 외번	0–30 0–10
손목	굴곡 신전 외전 내전	0–90 0–70 0–25 0–25			

목(Neck)의 필수 검사는 시상면에서 굴곡과 신전, 선택적 검사는 관상면에서 측면 굴곡, 특별한 검사는 횡단면에서 회전이다.

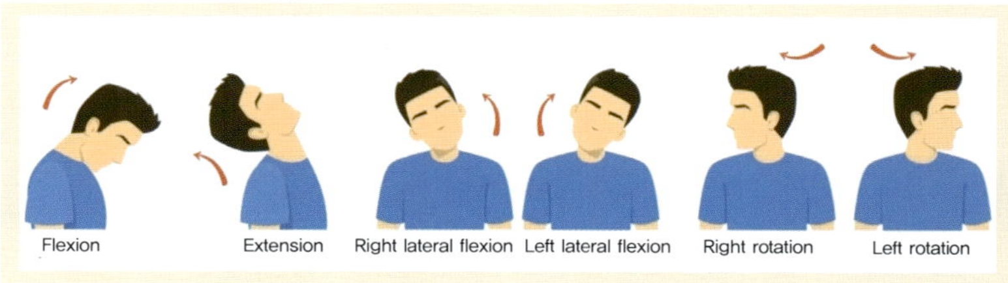

그림-15. 목 ROM

어깨(Shoulder)의 필수 검사는 시상면에서 굴곡과 신전, 선택적 검사는 관상면에서 외전과 내전, 특별한 검사는 횡단면에서 내회전과 외회전이다.

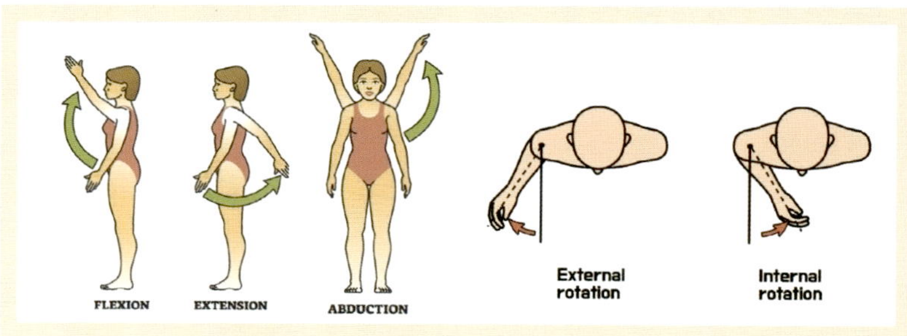

그림-16. 어깨 ROM

몸통(Trunk)의 필수 검사는 시상면에서 굴곡과 신전, 선택적 검사는 관상면에서 측면 굴곡, 특별한 검사는 횡단면에 좌측 및 우측 회전이다.

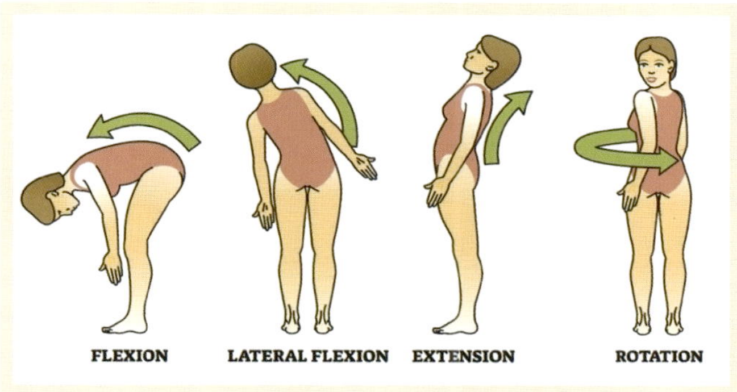

그림-17. 몸통 ROM

고관절(Hip)의 필수 검사는 시상면에서 굴곡과 신전, 선택적 검사는 관상면에서 외전과 내전, 특별한 검사는 횡단면에서 내회전과 외회전이다.

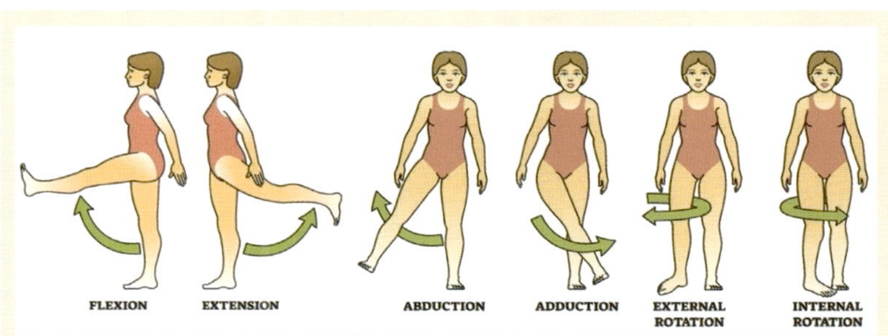

그림-18. 고관절 ROM

발목(Ankle)의 필수 검사는 시상면에서 배측 굴곡과 저측 굴곡, 선택적 검사는 회내와 회외이다.

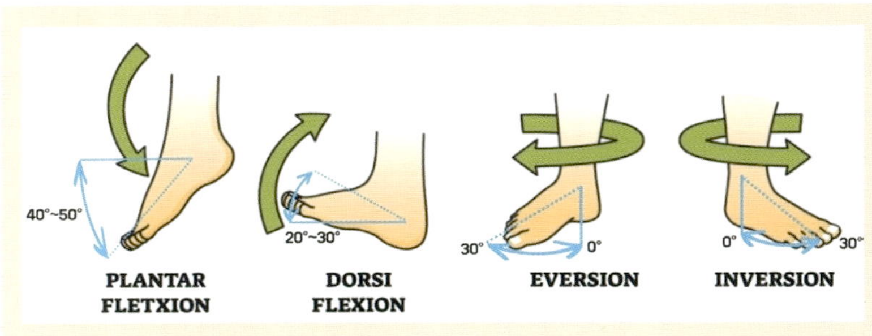

그림-19. 발목 ROM

2) P-Stretch (Passive Stretch)

(1) P-Stretch의 정의

Passive Stretch(수동적 스트레칭)는 자신의 근육을 이용하지 않고 타인 또는 다른 물건을 이용해서 연부조직의 길이를 늘리는 방법이다. 여기서 설명할 내용은 트레이너가 보조적인 동작으로 회원의 경직된 움직임 부위를 신장시키는 것이다. 수동적 스트레칭을 하는 트레이너는 회원의 몸 또는 움직이면 안되는 부위를 완전하게 고립시켜 원하는 부위만 선택적으로 스트레칭 할 수 있도록 자세를 만들어야 한다.

최신 ACSM 스트레칭 및 유연성 지침

- 빈도(Frequency): 일주일에 2~3회 이상. 매일 스트레칭이 가장 효과적
- 강도(Intensity): 조이는 느낌이나 약간의 불편함을 느낄 정도로 스트레칭
- 시간(Time): 대부분의 성인에게 10~30초 동안 정적 스트레칭을 유지하는 것이 좋음. 고령자의 경우 30~60초 동안 스트레칭을 유지하는 것이 유연성에 더 큰 이점을 제공
- 유형(Type): 각 주요 근육-힘줄 단위에 대한 일련의 유연성 운동이 권장

그림-20. ACSM 스트레칭 및 유연성 지침

그림-20. **ACSM 스트레칭 및 유연성 지침** - 스트레칭의 **빈도**는 일주일에 2~3회가 좋지만 가능하면 매일 스트레칭 해주는 것이 보다 효과적이고, 연부조직의 경직이 심하거나 재활을 하는 초기에는 매일 수차례 스트레칭을 진행하는 것이 효과적이다. 스트레칭의 **강도**는 조이는 느낌이나 약간의 불편함이 느껴질 정도의 강도가 좋으며, 회원의 호흡이 멈춰질 정도의 높은 강도로 스트레칭하는 것은 효과가 떨어진다. 스트레칭의 **시간**은 일반적으로 10~30초 사이가 적절하며, 연부조직의 경직이 강하거나 노인인 경우에는 30~60초까지 진행해야 효과적이다. 스트레칭의 **유형**은 각각 주요 근육-힘줄 단위에 대한 일련의 유연성 운동이 권장되며, 처음에는 단일관절의 스트레칭을 하고, 유연성이 향상되면 복합관절 스트레칭을, 최종적으로는 몸 전체를 포함된 통합 스트레칭으로 진행해야 한다.

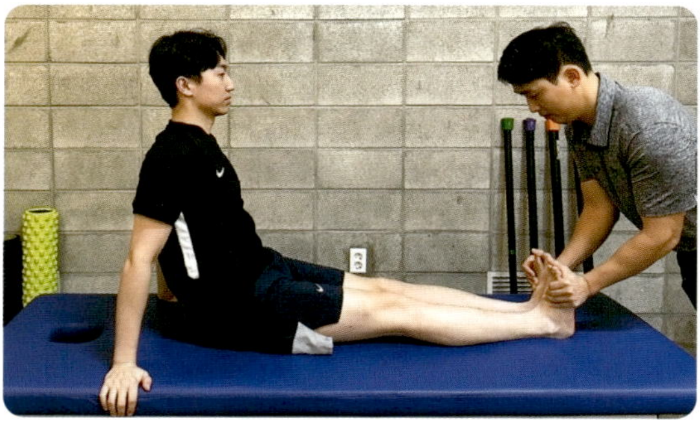

사진-2. Partner Passive Stretch

사진-2. Partner Passive Stretch – 트레이너(파트너)와 진행하는 수동적 스트레칭은 회원이 신장시키려고 하는 방향으로 트레이너가 밀거나 당기면서 스트레칭을 도와준다. 회원은 해당 관절과 움직임에 최대한 힘을 빼는 것이 중요하며, 힘을 빼는 방법으로는 호흡을 뱉는 것이 효과적이다.

(2) 관절별 P-Stretch 테크닉

관절별 유연성 회복을 위한 다양한 스트레칭 기법을 배우기 이전에 다음과 같은 유연성의 조건이 우선적으로 확보되어야 하는 것을 인지하고 있어야 한다. **첫 번째** 통증 또는 불편감이 있는 관절 또는 움직임의 유연성을 회복시키는 것, **두 번째** 척추체의 유연성을 회복하는 것으로 경추, 흉추, 요추의 움직임을 확보하는 것, **세 번째** 견관절, 고관절 발목의 움직임을 확보하는 것, 이후 다른 관절의 움직임을 확인하는 순서로 유연성을 회복하는 프로그램을 기획해야 하며 이에 다양한 스트레칭 기법을 적용하는 것이 필요하다.

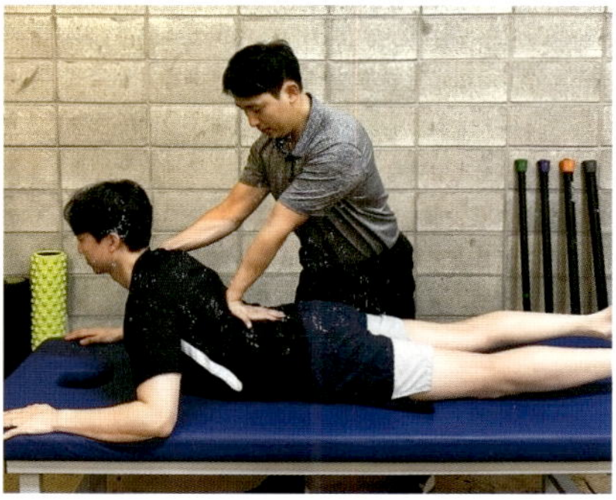

요추 신전 스트레칭

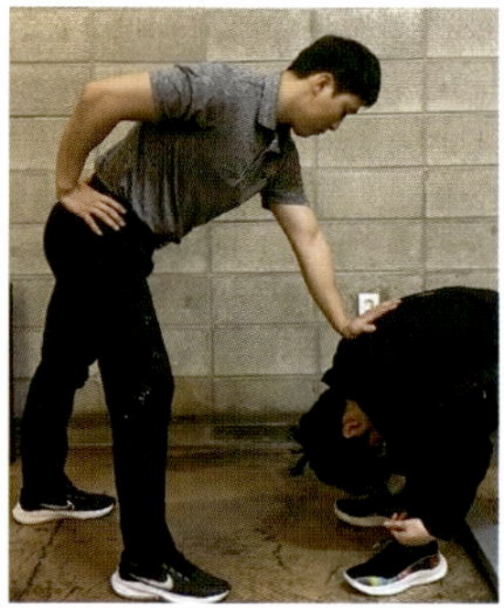

요추 굴곡 스트레칭

사진-3. 요추 P-Stretch

사진-3. **요추 P-Stretch** - 요추 신전을 위한 수동적 스트레칭은 회원이 엎드린 상태에서 양쪽 팔꿈치를 바닥에 대고 가슴을 펴며 허리를 신전하며 실시한다. 이때 회원의 배꼽과 아랫배는 바닥에서 떨어지지 않게 해야 허리의 과도한 신전을 제한하여 허리 주변의 통증과 부상의 위험이 줄어든다. 트레이너는 회원의 등(허리 부분의 가장 높은 곳)에 손바닥을 대고 천천히 바닥 방향으로 지긋이 힘을 주어 누른다.

요추 굴곡을 위한 수동적 스트레칭은 회원이 무릎 높이보다 낮은 의자에 앉아 양발은 어깨 너비 1.5배 정도를 벌리고, 양손은 발목을 잡아 시선을 자신의 뒤쪽으로 보내며 굴곡시킨다. 이때 트레이너는 회원의 흉추 부분을 엉덩이 쪽으로 천천히 눌러 준다.

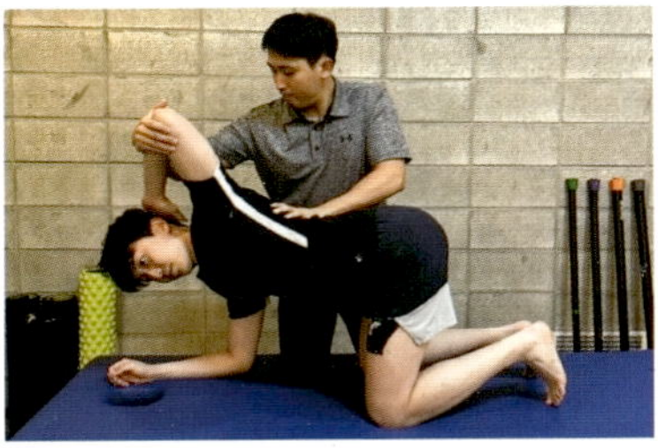

네발기기 동작에서 흉요추 회전 스트레칭

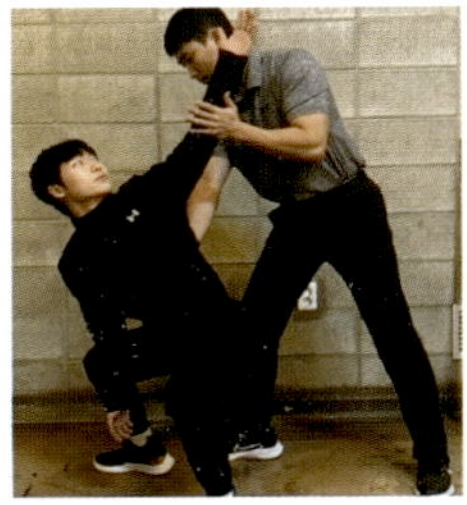

흉요추 고관절 통합 회전 스트레칭

사진-4. 흉요추 P-Stretch

사진-4. **흉요추 P-Stretch** - 네발기기 동작에서 흉요추 회전을 위한 수동적 스트레칭은 회원의 왼쪽 손을 머리 뒤쪽으로 올리고, 갈비뼈를 회전시키며 팔꿈치를 들어올리며 실시한다. 트레이너는 회원의 팔꿈치 또는 갈비뼈를 잡고 회전을 천천히 도와준다. 회원은 팔꿈치로 회전을 하는 것이 아니라 갈비뼈와 몸통에 힘을 주어 회전해야 한다.

흉요추 고관절 통합 회전을 위한 수동적 스트레칭은 회원이 스모 스쿼트 상태에서 양발은 어깨 너비 1.5배로 벌리고, 45도 외회전하고 스쿼트 자세로 준비한다. 회원은 고정하는 방향의 팔꿈치를 무릎 안쪽에 위치하여 고정시키고 바깥쪽으로 힘을 주어 벽의 느낌을 만들어준다. 진행하고자 하는 팔은 하늘 방향으로 뻗어 몸통을 회전한다. 이때 손으로 회전하는 것이 아니라 갈비뼈와 몸통에 힘을 주어 회전을 하며 트레이너는 한 손은 요추부분에, 다른 한 손은 진행하는 방향의 팔을 잡아 움직임을 조절해 준다.

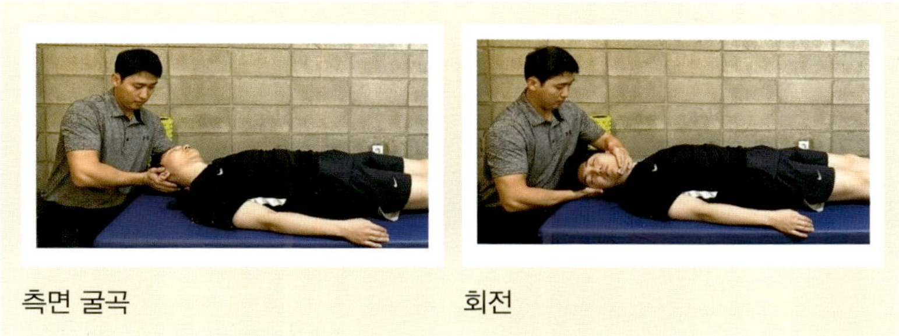

사진-5. 목 P-Stretch 1

사진-5. 목 P-Stretch 1 – 측면 굴곡을 위한 스트레칭 동작은 회원이 바로 누운 상태에서 트레이너는 진행하고자 하는 방향 쪽의 손은 머리 뒤를 받쳐주고 반대쪽 손은 반대편 귀의 뒤쪽을 잡아 천천히 측면 굴곡시킨다. 천천히 측면 굴곡 스트레칭 진행 중에 회원의 목이 가볍게 저항하는 느낌이 나면 그 자리에 멈추어 스트레칭 시간을 적용한다. 측면 굴곡 스트레칭을 할 때 회원의 목이 측면 굴곡 외의 굴곡, 신전, 회전과 같은 부가적인 움직임이 없도록 해야 한다.

목 회전을 위한 수동적 스트레칭 동작은 회원이 바로 누운 상태에서 트레이너는 진행하고자 하는 방향 편 머리에 한쪽 손을 받쳐주고 반대편 턱 부근에 손을 대고 천천히 회전시킨다. 천천히 측면 회전 스트레칭하면서 회원의 목이 가볍게 저항하는 느낌이 나면 그 자리에 멈추어 스트레칭 시간을 적용한다. 회전 스트레칭을 할 때 회원의 목이 회전 외의 굴곡, 신전과 같은 부가적인 움직임이 없도록 해야 한다.

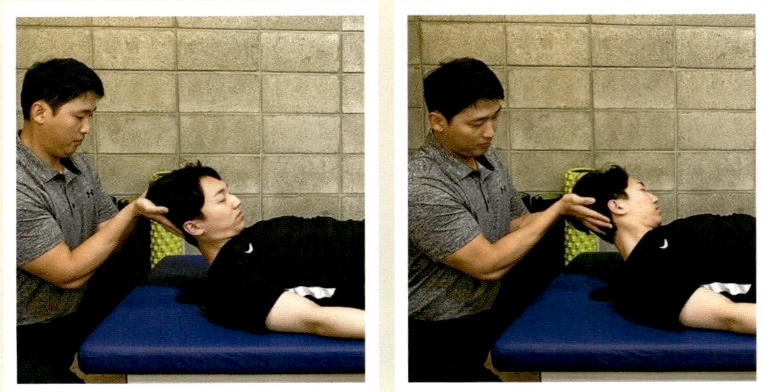

목 굴곡 스트레칭　　　목 측면 굴곡 스트레칭

사진-6. 목 P-Stretch 2

사진-6. 목 P-Stretch 2 – 목 굴곡을 위한 수동적 스트레칭 동작은 회원이 바로 누운 상태에서 양손을 머리 뒤쪽 부분을 받치고, 천천히 앞쪽으로 밀어주면서 일으킨다. 목, 등 또는 어깨 주변에 통증이 있는지 확인하면서 천천히 목의 긴장감이 생길 때까지 천천히 스트레칭시켜 준다.

목 측면 굴곡을 위한 수동적 스트레칭 동작은 회원이 바로 누운 상태에서 양손을 머리 뒤쪽에 위치하여 정면과 측면 사이 45도 위치로 밀어 주면서 목, 등 및 허리의 스트레칭을 한다. 회원은 호흡을 뱉어 주면서 힘을 뺄 수 있도록 지시한다. 목, 등, 요추까지 부드럽게 스트레칭 되어 척주가 동그랗게 구부려지도록 스트레칭한다.

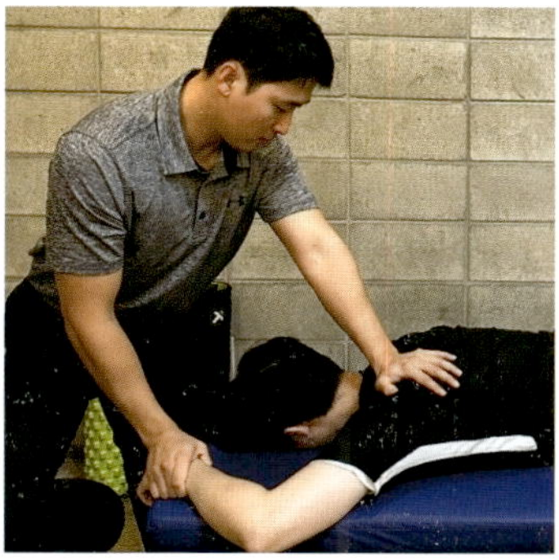

견갑골 하강 스트레칭

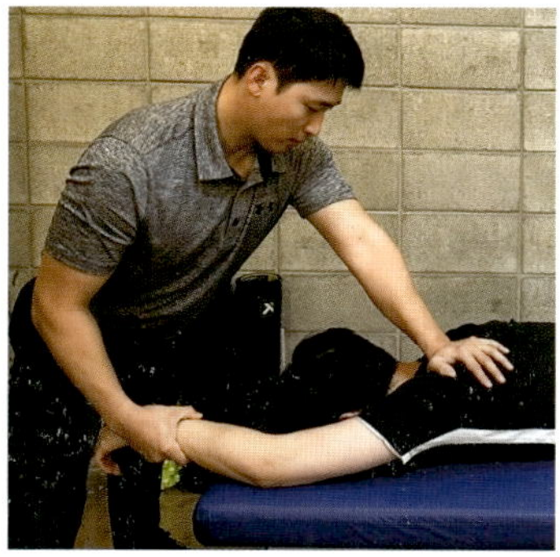

견갑골 하강 + 어깨 굴곡 스트레칭

사진-7. 어깨, 견갑대 P- Stretch 1

사진-7. **어깨, 견갑대 P-Stretch 1** - 견갑골 하강을 위한 수동적 스트레칭 동작은 회원이 엎드린 상태에서 진행하고자 하는 방향 반대쪽으로 얼굴을 돌리고, 진행하고자 하는 방향의 어깨는 120도 외전 시키고 팔꿈치는 90도 굴곡시킨 후 트레이너가 회원의 손목을 잡는다. 트레이너는 손목을 잡은 반대 손으로 견갑골의 상방을 하방쪽으로 천천히 눌러 견갑골이 아래쪽으로 내려가도록 한다.

견갑골 하방 스트레칭 자세에서 트레이너는 한쪽 손으로 회원의 견갑골을 밀어 하방향으로 고정하고 다른 한쪽 손으로 회원의 손목을 잡아 굴곡 방향으로 스트레칭을 천천히 진행한다. 이때 어깨에 충돌 증후군 증상이 있는지 확인하면서 어깨를 굴곡시킨다.

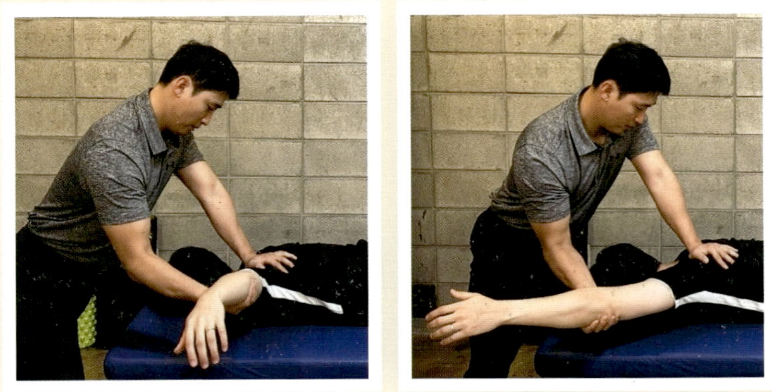

견갑골 하방 + 어깨 T 스트레칭　　견갑골 하방 + 어깨 Y 스트레칭

사진-8. 어깨, 견갑대 P-Stretch 2

사진-8. **어깨, 견갑대 P-Stretch 2** -견갑골 하방+어깨 T 수동적 스트레칭 동작은 어깨를 T 자세로 유지하고 견갑골 하방을 위한 수동적 스트레칭을 한다.

견갑골 하방+어깨 Y 수동적 스트레칭 동작은 어깨를 Y 자세로 유지하고, 견갑골 하방을 위한 수동적 스트레칭을 한다. 이때 트레이너는 회원이 호흡을 멈추지 말고 뱉어 주면서 힘을 빼도록 유도한다. 또한 회원은 스트레칭이 진행되는 동안 팔꿈치를 구부리지 않고 편 상태를 유지하도록 한다.

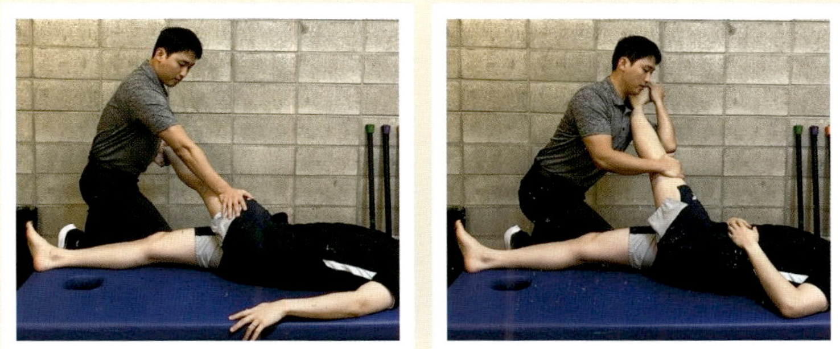

고관절 내회전 + 내전 스트레칭 고관절 내전 + 발목 배측 굴곡 스트레칭

사진-9. 고관절, 요추 P-Stretch 1

사진-9. **고관절, 요추 P-Stretch 1** – 고관절 내회전+내전을 위한 수동적 스트레칭 동작은 회원을 바로 누운 자세에 위치시킨 후 트레이너가 진행하고자 하는 쪽 발목을 잡아 반대편으로 넘기며 ITB를 잡아 준비한다. 고관절을 내회전, 내전시키면서 ITB의 경직이 있는 곳을 찾으며 스트레칭한다.

고관절 내전 + 발목 배측 굴곡을 위한 수동적 스트레칭 동작은 회원을 바로 누운 자세로 위치시킨 후 트레이너가 진행하고자 하는 쪽 발목을 잡아 반대쪽으로 넘기고 발목 배측 굴곡과 고관절 내전을 시키면서 스트레칭을 진행한다. 스트레칭 강도는 가벼운 정도가 좋으며, 회원의 호흡이 멈추거나 몸이 뒤틀리는 동작이 되지 않는 정도로 한다. 허리 주변에 통증이 나타나는지 확인하면서 천천히 스트레칭한다.

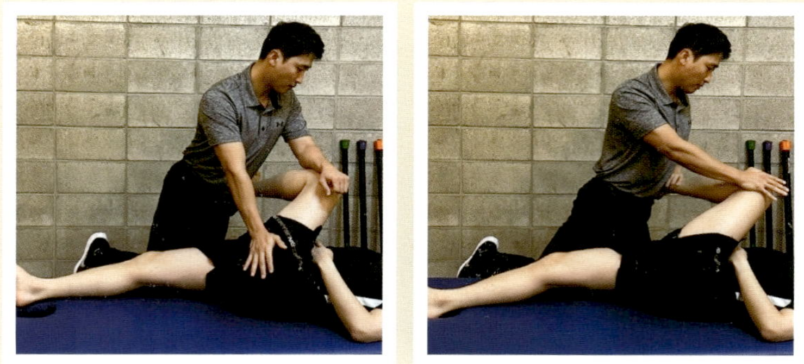

고관절 굴곡 스트레칭　　고관절 굴곡 + 외회전 스트레칭

사진-10. 고관절, 요추 P-Stretch 2

사진-10. **고관절, 요추 P-Stretch 2** – 고관절 굴곡을 위한 수동적 스트레칭 동작은 회원이 바로 누운 자세에서 트레이너는 회원의 발바닥을 트레이너의 골반에 위치하게 하고 손으로 회원의 둔부를 잡아 고정시키며 고관절 굴곡 스트레칭을 한다.

고관절 굴곡 + 외회전을 위한 스트레칭 동작은 고관절 굴곡 스트레칭과 같은 자세에서 트레이너의 손으로 회원의 대퇴골 후방을 지면으로 눌러 주며 회원의 무릎을 반대편 가슴 방향으로 천천히 올리면서 진행한다. 스트레칭 강도는 가벼운 정도가 좋으며 회원의 호흡이 멈추거나 몸이 뒤틀리는 동작이 되지 않는 정도로 한다. 허리주변에 통증이 나타나는지 확인하면서 천천히 스트레칭한다.

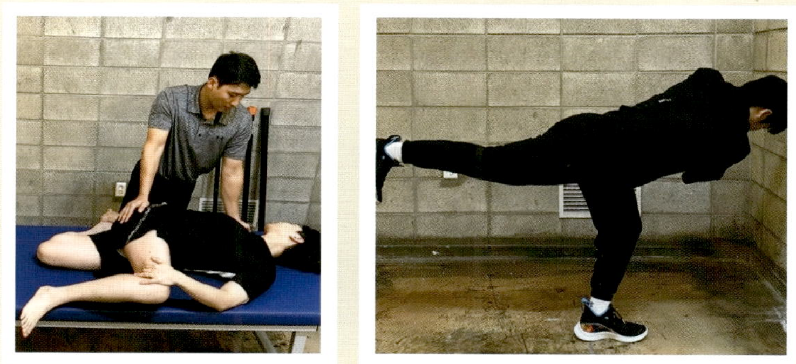

프리챌 스트레칭 벽에 기대어 엎드려 몸통 회전 스트레칭

사진-11. 하지 통합 P-Stretch

사진-11. 하지 통합 P-Stretch – 프리챌 스트레칭 동작은 회원이 측면으로 누운 후 한쪽 다리는 무릎을 90도가량 굽혀 반대편 손으로 눌러 고정해주고 다른 한쪽 다리는 몸통 뒤쪽 방향으로 무릎을 굽혀 반대측 손으로 발등을 잡는다. 트레이너는 한 손으로 골반을 고정시키고 다른 한 손으로 회원의 어깨를 고정하여 지면으로 천천히 회전시켜 스트레칭해준다. 이때 회원은 호흡을 뱉으면서 얼굴과 몸통을 오른쪽으로 회전하도록 유도한다.

벽에 기대어 엎드려 몸통 회전 스트레칭 동작은 왼손은 배꼽 높이의 벽에 대고, 왼손부터 등 엉덩이 발의 뒤꿈치까지 직선을 만들어 중심을 잡는다. 오른손은 지면 아래쪽으로 향하게 한 후 왼쪽으로 최대한 회전한다. 이때 회원은 중심을 잃지 않을 정도로 스트레칭한다.

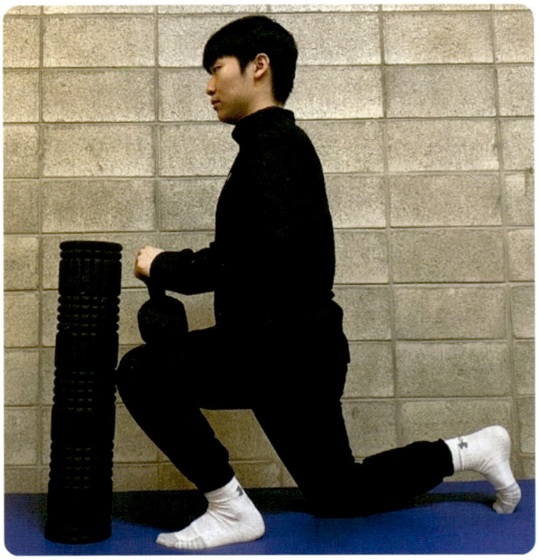

사진-12. 발목 배측 굴곡 P-Stretch

사진-12. **발목 배측 굴곡 P-Stretch** - 발목 배측 굴곡 스트레칭 동작은 벽 또는 폼롤러를 한쪽 발끝 앞에 손바닥 하나 정도의 여유 공간을 두고 런지 자세를 만들어 준비한다. 앞쪽 무릎 위에 덤벨 또는 케틀벨을 올려 지면 방향으로 고정시키고 뒤꿈치가 떨어지지 않게 하여 앞으로 전진해 벽 또는 폼롤러에 닿도록 스트레칭한다. 이때 뒤꿈치가 떨어지지 않게 고정하여 스트레칭 동작을 진행하며 만약 떨어진다면 무릎 위에 올리는 무게를 올려 뒤꿈치를 최대한 고정하고 스트레칭을 한다.

2. 근신경계 평가 및 운동 재활

2.

근신경계 평가 및 운동 재활

1) PNF(Proprioceptive Neuromuscular Facilitation)

(1) PNF의 정의

고유 수용성 신경근 촉진(PNF: proprioceptive neuromuscular facilitation)은 가동범위를 회복시키거나 향상시키는 신경 조절 기술이다. PNF는 가동성, 유연성, 및 움직임 조절 능력의 향상을 만들 수 있는 기술이며, 이 PNF 기술은 운동선수뿐만 아니라 일반인에게도 움직임 수행 능력을 향상시키기 위해 사용되고 있다. 이 기술은 현장의 많은 전문가들이 회의(선수)의 부상이나 수술 후 가동범위 회복과 신경근 조절을 통해 움직임을 회복시키는데 사용하고 있다. 다수의 연구에서 운동전 PNF 기술 적용이 러닝과 같은 운동 수행력을 향상을 시킬 수 있는 것으로 보고하고 있다.

표-11. PNF를 이용한 운동학습과 운동조절의 전략

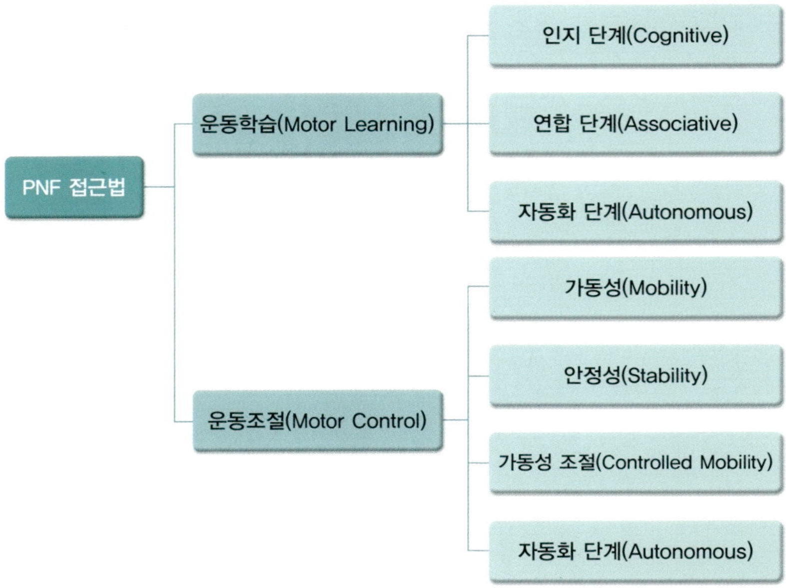

표-11. **PNF를 이용한 운동학습과 운동조절 전략** – PNF 접근법은 운동학습과 운동조절로 구분된다. 운동학습은 인지 단계, 연합 단계, 자동화 단계로 나누어지며, 모든 움직임은 이 세 가지 단계를 거치면서 자연스럽고 좋은 움직임으로 만들어진다. 운동조절은 가동성, 안정성, 가동성 조절, 자동화 단계로 진행된다. 올바른 PNF를 진행하기 위해서는 하위 7가지의 기능과 상위 2가지의 역량이 포함되어야 한다.

자가억제(Autogenic Inhibition)

: 골지건 기관의 활성화는 근방추의 반응을 억제

상호억제(Reciprocal Inhibition)

: 관절의 한쪽에 있는 근육(주동근)을 다른 한쪽에서 반대쪽 근육(길항근)의 신경 억제와 일치하여 움직임을 촉진

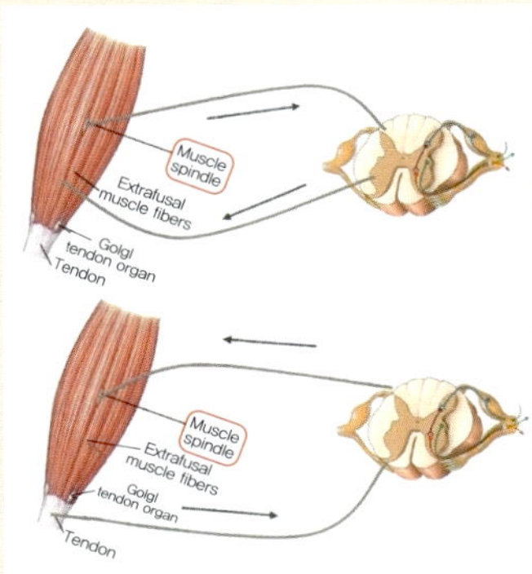

그림-21. 자가억제, 상호억제

그림-21. **자가억제, 상호억제**를 이해하기 위해서는 골지건 기관과 근방추의 역할을 이해하고 있어야 한다. 자가억제는 골지건 기관에 가해지는 스트레스 활성화를 통해 근방추의 반응을 억제하여 스트레스를 최소화시키는 작용이다. 상호억제는 관절의 한쪽 근육(주동근)을 활성화하는 것으로, 움직임을 촉진하기 위해 관절의 다른 쪽(길항근)에 있는 반대 근육의 신경을 억제하면서 이루어진다.

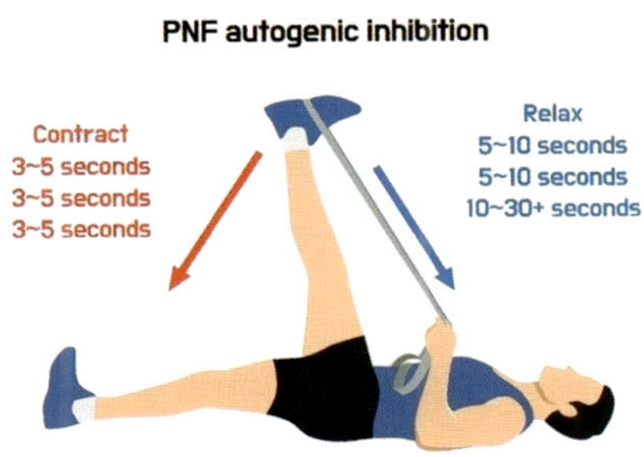

그림-22. 자가억제 테크닉

그림-22. **자가억제 테크닉** 중 햄스트링 이완의 모습은 바로 누운자세에서 무릎을 펴 몸쪽으로 고관절을 굴곡하고 타월 또는 밴드로 발바닥에 건다. 이 자세에서 뒤꿈치에 힘을 주어 3~5초를 다리 아래 방향으로 내리면서 힘을 주되, 팔로 타월 또는 밴드를 손으로 강하게 잡아 다리가 아래쪽으로 내려가지 않게 저항한다. 이후, 5~10초 힘을 빼고 휴식을 취한다. 이러한 방식으로 시간을 서서히 늘려가면서 자가억제 스트레칭을 진행한다.

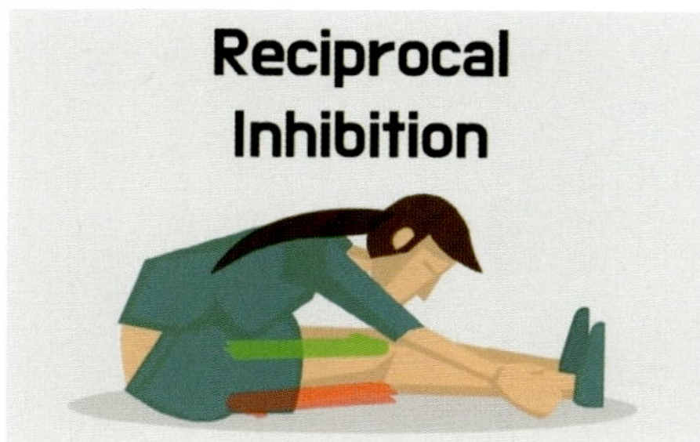

그림-23. 상호억제 테크닉

그림-23. **상호억제 테크닉** 중 햄스트링 이완은 바로 앉은 자세에서 양쪽 무릎을 펴고, 발목을 당겨 발목이 90도가 되도록 유지하여 준비한다. 허벅지 앞쪽에 힘을 준 상태에서 상체를 앞쪽으로 숙이면서 햄스트링 상호 억제 PNF를 진행한다. 이때 허벅지 앞쪽에 힘이 빠지게 되면, 올바른 동작이 되지 않기 때문에 주의 해야 한다.

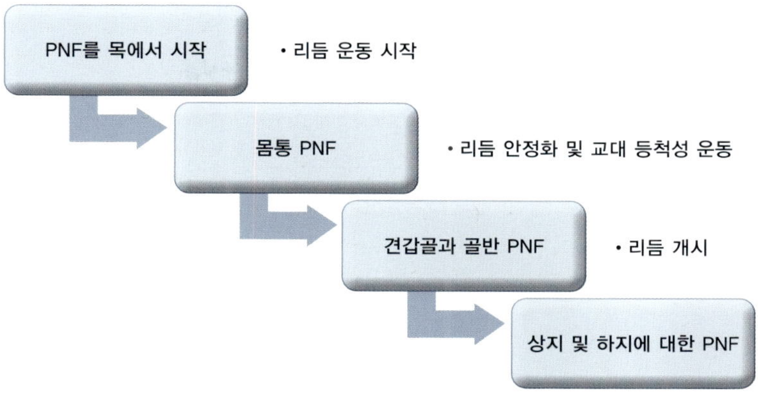

그림-24. PNF 중재를 통한 패턴 교육 순서

그림-24. PNF 중재를 통한 패턴 교육 순서 – 신체 전체의 PNF를 진행할 경우 중재의 시작은 목에서 시작한다. PNF의 적용을 목에서부터 진행하여 PNF 리듬 운동을 시작하고 몸통의 PNF를 통해 시작된 리듬을 안정화하여 등척성 운동을 진행한다. 다음으로 견갑골과 골반의 PNF를 통해 리듬 운동을 다시 시작하여 상지와 하지로 뻗어 PNF를 진행하며 리듬을 종료한다. 이것이 PNF 순서의 올바른 패턴이다.

(2) 관절별 PNF 테크닉

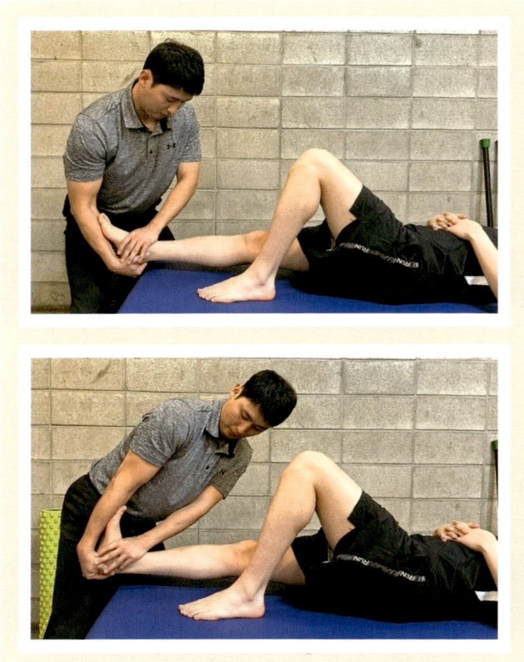

사진-13. 장딴지근, 가자미근 복합체 PNF

사진-13. **장딴지근, 가자미근 복합체 PNF**는 회원이 바로 누운 자세이거나, 바르게 앉은 자세에서 무릎을 완전하게 편 후 진행한다. PNF하는 다리의 무릎이 구부러지지 않게 고정시켜서 스트레칭해야 한다. 트레이너는 오른손으로 회원의 뒤꿈치부터 발바닥 전체를 감싸고 왼손으로 발목이 움직이지 않게 잡고 스트레칭을 한다.

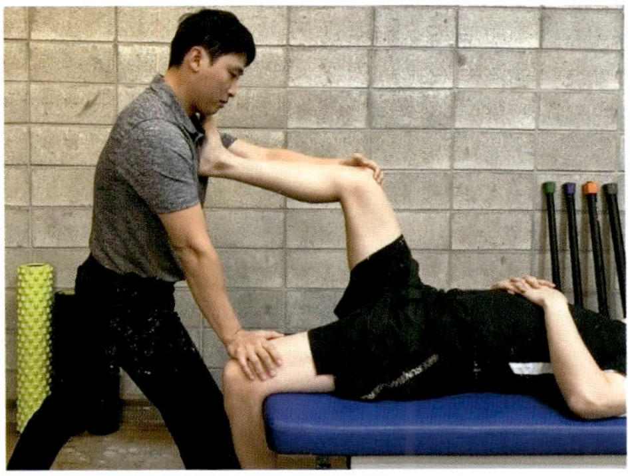

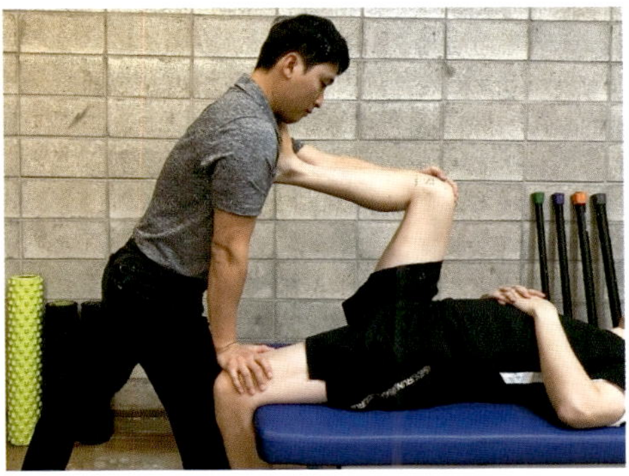

사진-14. 엉덩이 굽힘근 복합체 PNF

사진-14. **엉덩굽힘근 복합체 PNF**는 회원이 스트레칭 베드에 바로 누운 자세에서 오른쪽 발바닥을 트레이너의 가슴에 왼쪽 다리는 트레이너의 왼쪽 무릎 앞쪽에 고정하고 천천히 회원 쪽으로 이동하면서 스트레칭한다. 이때 아래쪽에 고정된 무릎은 베드의 높이보다 낮게 위치해서 스트레칭을 해야 효과적이다.

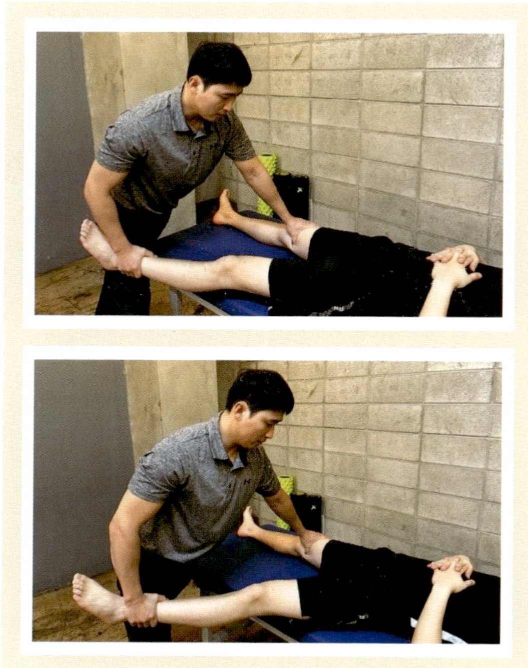

사진-15. 고관절 모음근 PNF

사진-15. **고관절 모음근 PNF**를 회원이 바로 누운 자세에서, 왼쪽 발을 트레이너의 오른쪽 손으로 고정하고, 왼쪽발의 안쪽은 트레이너의 허벅지에 고정하고 천천히 스트레칭한다. 이때 회원의 무릎이 구부러지지 않게 하고, 골반의 정렬이 무너지지 않게 한다.

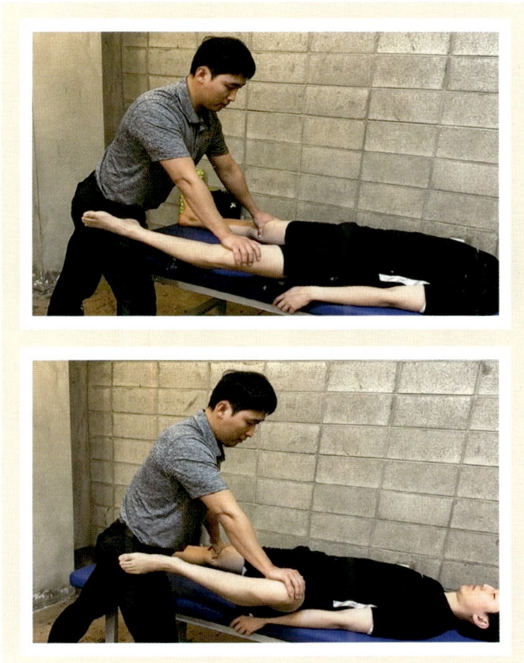

사진-16. 고관절 모음근 복합체 PNF

사진-16. 고관절 모음근 복합체 PNF는 회원이 바로 누운 자세에서 왼쪽 발을 트레이너의 오른쪽 손으로 고정하고, 오른쪽 발을 트레이너의 왼쪽 고관절에 대고 무릎을 90도 구부려 준비한다. 이때 회원의 무릎이 구부러지지 않게 해야 하고, 골반의 정렬이 무너지지 않게 한다. 왼손으로 회원의 무릎을 잡아 위, 아래쪽으로 움직이지 않게 하고, 천천히 회원의 몸쪽으로 스트레칭한다.

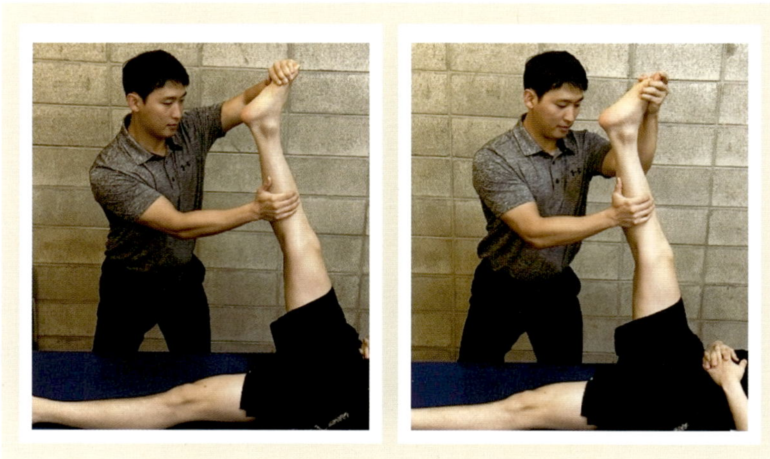

사진-17. 햄스트링 복합체 PNF

사진-17. **햄스트링 복합체 PNF**는 회원이 스트레칭 베드 또는 스트레칭 매트에 바로 누운 상태에서 트레이너의 오른쪽 어깨에 회원의 왼쪽 발목을 올리고, 트레이너의 오른쪽 손으로 회원의 오른쪽 발목을 잡아 움직이지 않게 한다. 이렇게 고정한 상태에서 회원 쪽으로 천천히 회원의 왼쪽 다리를 올린다. 이때 무릎이 구부러지지 않게 한다.

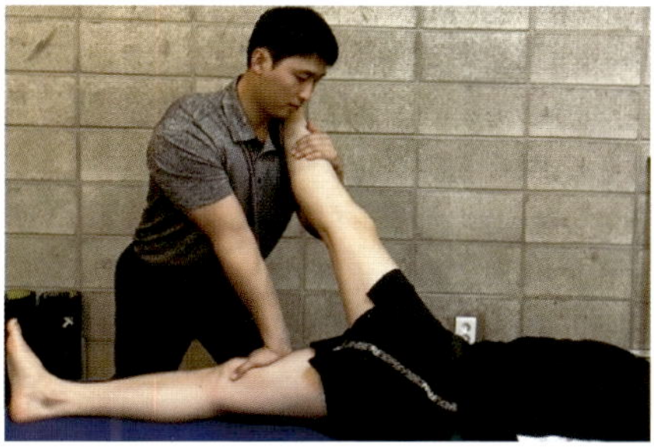

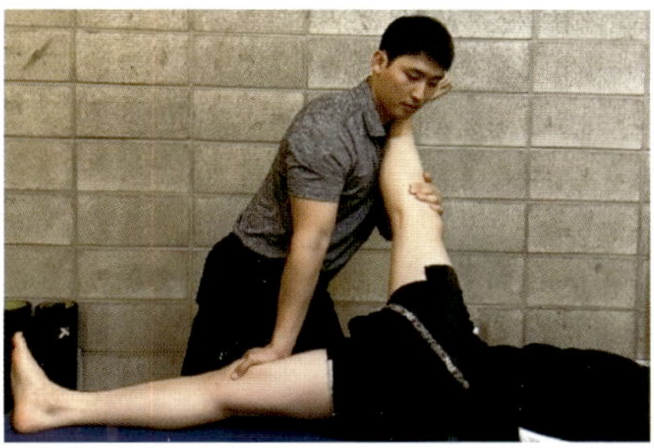

사진-18. 햄스트링 두갈개근 PNF

사진-18. **햄스트링 두갈래근 PNF**는 회원이 스트레칭 베드 또는 스트레칭 매트에 바로 누운 상태에서, 트레이너는 왼쪽 어깨에 회원의 왼쪽 발목을 올리고, 반대쪽 발을 트레이너의 손으로 고정한다. 이때 회원의 무릎이 구부러지지 않게 해서 대각선 방향으로 천천히 올리면서 스트레칭을 한다.

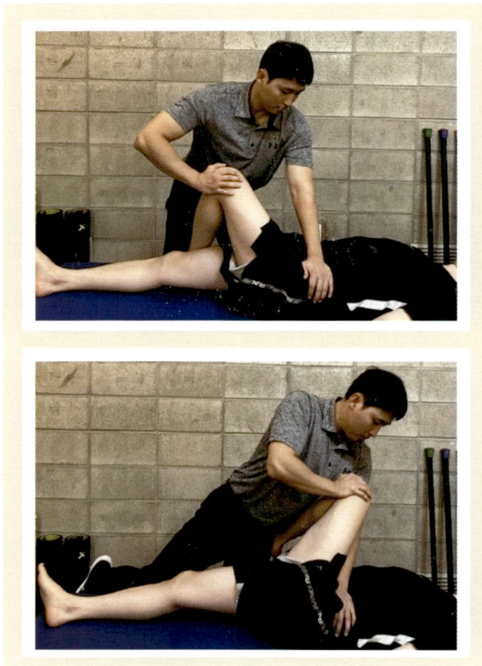

사진-19. 궁둥 구멍근 PNF

사진-19. **궁둥 구멍근 PNF**는 회원이 스트레칭 베드 또는 스트레칭 매트에 바로 누운 상태에서, 트레이너는 회원의 왼쪽에 위치한다. 이때 회원의 무릎을 90도 구부린 상태에서 발목을 트레이너의 왼쪽 고관절에 위치시키고, 회원의 발목을 움직이지 않게 고정한다. 트레이너는 천천히 회원의 가슴 쪽으로 무릎을 올려주며 스트레칭 한다.

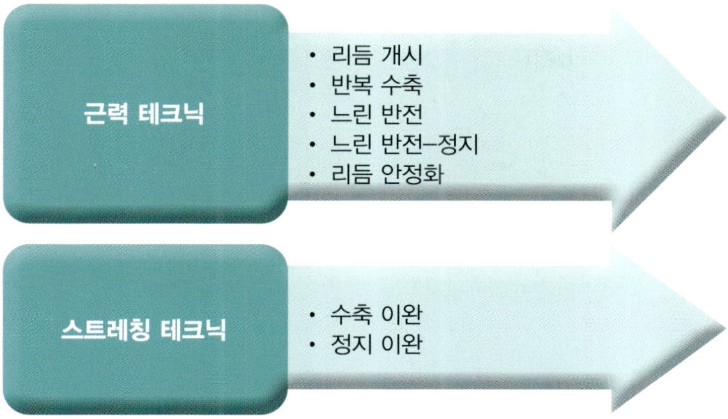

그림-25. PNF 스트레칭과 근력 테크닉

그림-25. **PNF 스트레칭과 근력 테크닉**을 살펴보면 스트레칭 기법은 수축과 이완기법, 정지 및 이완기법이 있다. 근력 기법에는 리듬을 이용한 기법, 반복 수축 기법, 느린 반전 기법, 느린 반전 멈춤 기법, 리듬 안정화 기법 등이 있다. 유연성과 근력 중 무엇을 회복시킬 것인지에 따라서 위의 기법 중 선택적으로 사용하는 것이 좋다. 만약 유연성과 근력을 같이 향상시키는 것이 목적이라면 혼합하여 사용해도 좋다.

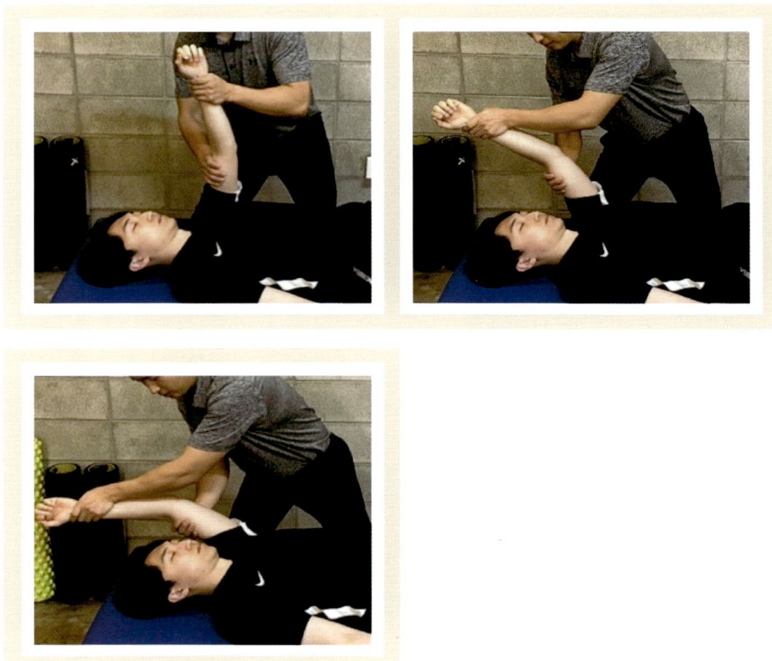

사진-20. PNF 등척성 수축 후 어깨 굴곡 스트레칭

사진-20. PNF 등척성 수축 후 어깨 굴곡 스트레칭 동작은 회원이 바로 누운 상태에서 어깨를 90도 굴곡하여 준비하고, 트레이너는 회원의 팔꿈치 쪽을 양손으로 잡고 준비한다. 회원은 자신의 팔을 위쪽(머리 쪽)으로 올리고, 트레이너는 회원의 어깨가 움직이지 않도록 등척성 수축을 유도한다. 등척성 수축이 끝나면 회원의 팔꿈치를 잡고 신전 동작의 스트레칭을 한다. 이때 회원의 어깨는 불편감이 나타나지 않고 늘어나는 느낌이 나야 한다.

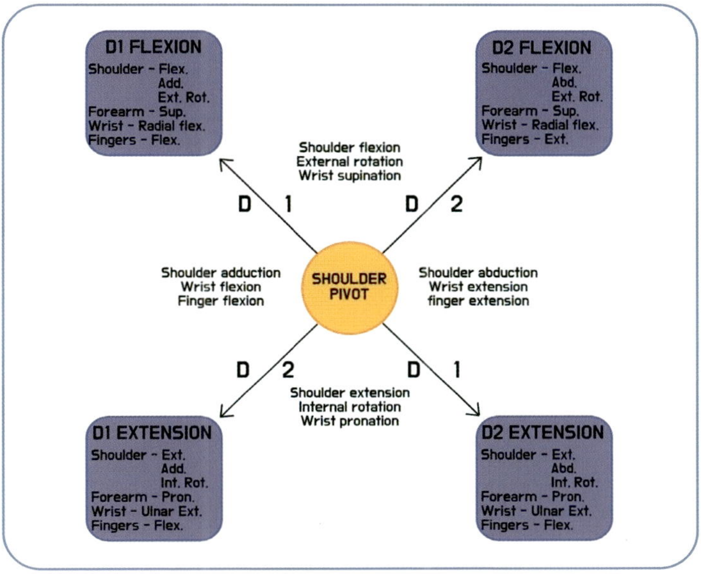

그림-26. PNF D1 & D2 움직임

그림-26. **PNF D1 & D2 움직임**은 어깨 및 상체에서 가장 많이 사용하는 동작이다. D2 동작은 야구선수가 공을 던지는 동작과 유사한 것으로 바로 누운 자세에서 어깨는 굴곡, 외전, 신전, 외회전 전완은 회의, 손목은 척골 신전, 손가락은 신전 상태로 준비한다. PNF 동작 시에는 어깨 내전, 손목 굴곡, 손가락은 굴곡을 하면서 반대편 골반 쪽으로 향하여 움직이게 내리고, 신전 방향은 내리는 과정의 역순으로 회원을 움직이도록 트레이너의 손가락을 이용해서 PNF를 진행한다.

Upper Extremity Diagonal Patterns

	D1 FLEXION	D1 EXTENSION	D2 FLEXION	D2 EXTENSION
Shoulder	FADER	EXABIR	FABER	EXADIR
Elbow	Flexion	Extension	Flexion	Extension
Forearm	Supination	Pronation	Supination	Pronation
Wrist	Flexion, Radial Deviation	Extension, Ulnar Deviation	Extension, RD	Flexion, UD
Fingers	Flexion	Extension	Extension	Flexion
Examples ☺	Eating Drinking Putting make up	Driver's side seat belt Skiing Rowing	Waiter Picking up the sword PD AS	Seat belt passenger's side Returning the sword Unzipping pants Cleaning perineum Reaching for opposite front pocket

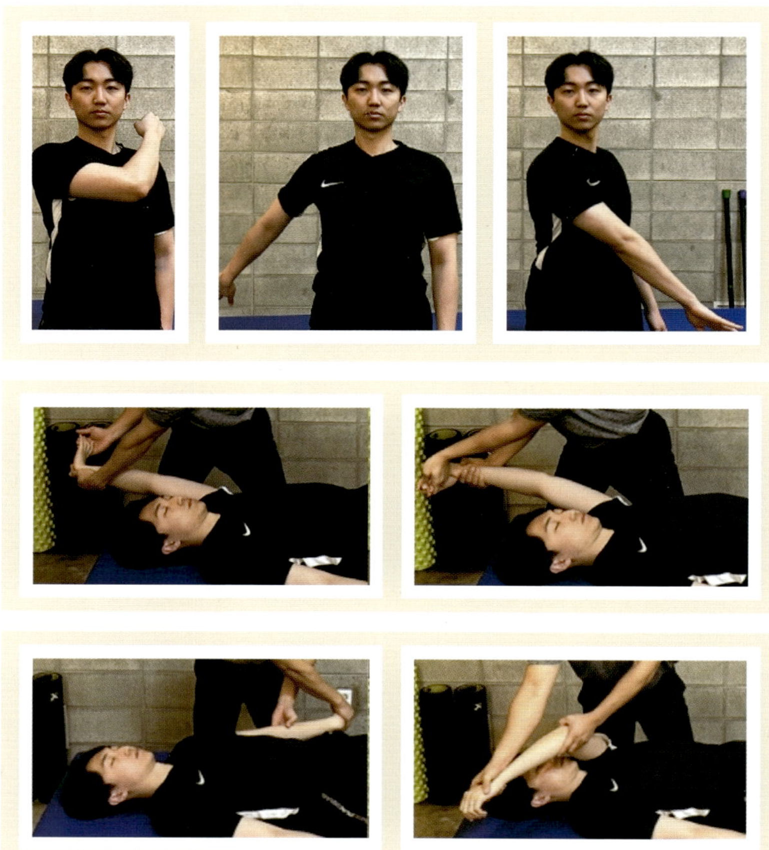

사진-21. 어깨 PNF D1 & D2 테크닉

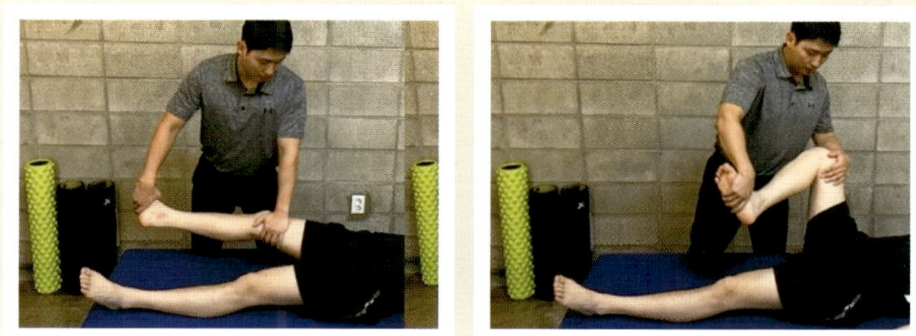

(a)

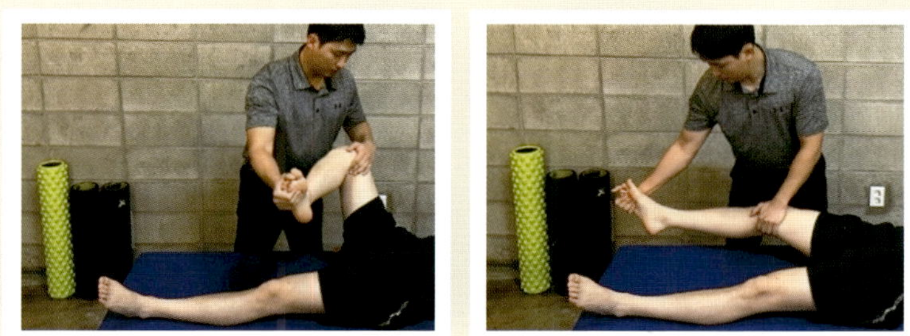

(b)

사진-22. 고관절 PNF D1 & D2 테크닉

사진-22. **고관절 PNF D1 & D2 테크닉** 움직임은 회원이 바로 누운 자세에서 시작하며, (a) 트레이너는 회원의 발바닥을 오른손으로 잡고, 왼손은 무릎의 뒤쪽을 잡는다. 회원은 고관절을 굴곡, 고관절 외회전, 무릎 굴곡, 발목을 내전과 내회전을 하여 반대쪽 골반 쪽으로 발을 움직인다. (b) 되돌아올 때는 역순으로 풀어주면서 처음의 자세로 돌아오게 하고, 트레이너는 회원의 움직임에 저항을 가하면서 천천히 움직이게 한다(D1).

2) MET (Muscle Energy Technique)

(1) MET의 정의

근육 에너지 기술은(MET: Muscle Energy Technique)은 1948년 Fred Mitchell, Sr, DO가 개발한 기술이다. 근육 자체의 에너지를 부드러운 등척성 근수축을 활용한 자가억제 또는 상호억제 개념을 기반으로 근육을 이완시키는 것으로 정골의학에서 널리 사용되는 기법이다. 자가억제(Autogenic Inhibition) MET는 근육의 최대하 수축 후 수축된 근육이 늘어나는 것이며, 상호억제(Reciprocal Inhibition) MET는 근육의 최대하 수축 후 반대쪽 근육이 늘어나는 것으로 간단히 요약할 수 있다.

또한 MET의 모든 기법은 정적 스트레칭에 비해 회원(대상자)이 능동적으로 참여하는 능동적 기법이다.

[MET 유형에 따라 목적은 아래와 같음]

- 비정상적인 근육의 정상 톤 복원
- 근력이 약한 근육의 근력 강화
- 후속 스트레칭을 위한 근육 준비
- 관절의 가동범위 증가

(2) 관절별 MET 테크닉

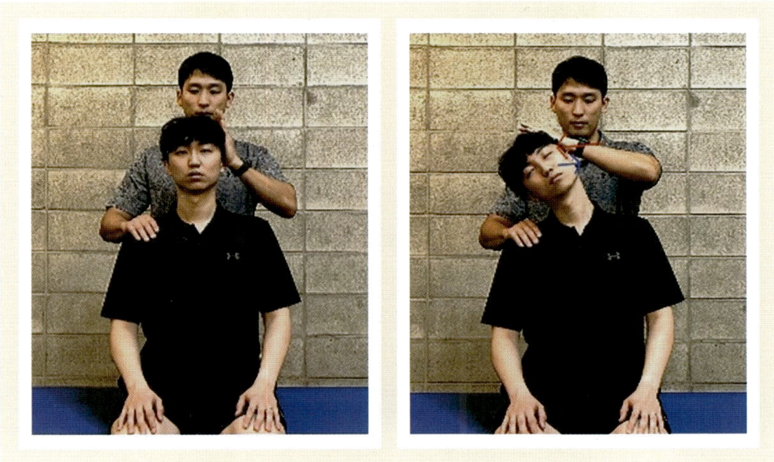

사진-23. 목 측면 굴곡 MET 테크닉(앉은 자세)

사진-23. 목 측면 굴곡 MET 테크닉(앉은 자세) 운동은 회원이 의자에 바로 앉은 자세에서 트레이너는 회원의 뒤쪽에 위치하여 왼손으로 회원의 왼쪽 머리부위에 대고, 오른손은 회원의 오른쪽 어깨를 가볍게 누르며 준비한다. 회원은 트레이너가 머리에 대고 있는 방향으로 힘을 가하고, 트레이너는 가해지는 힘에 대해 움직이지 않도록 등척성 운동 형태로 버텨 준 후 가볍게 스트레칭을 한다.

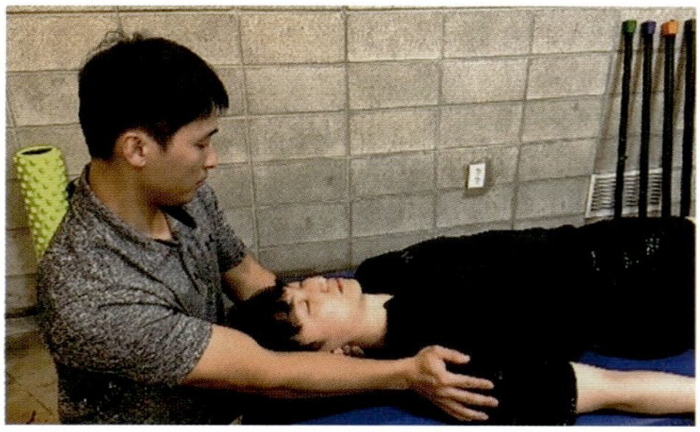

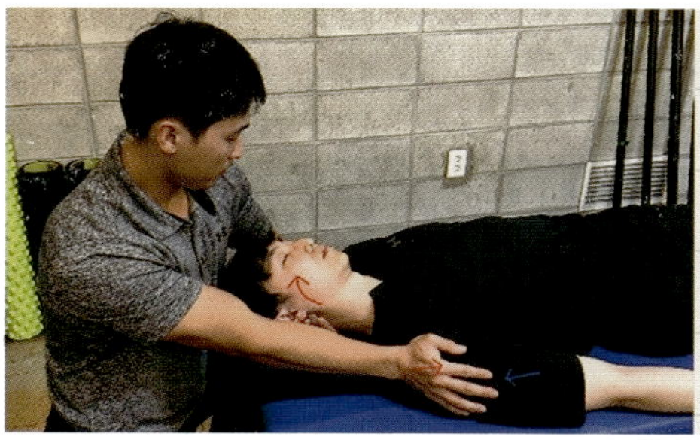

사진-24. 목 측면 견인 MET 테크닉(누운 자세)

사진-24. 목 측면 견인 MET 테크닉(누운 자세) 운동은 회원이 스트레칭 베드에 바로 누운 자세에서 트레이너는 왼손으로 회원의 목 뒤를 잡고, 오른손으로 회원의 오른쪽 어깨를 아래 방향으로 누르면서 준비한다. 오른손으로 회원의 오른쪽 어깨를 아래 방향으로 고정시켜 준비한다. 회원은 트레이너가 고정하고 있는 어깨를 위 방향으로 올려 힘을 가하고, 트레이너는 가해지는 힘에 대해 움직이지 않도록 등척성 운동 형태로 버텨 준 후 스트레칭한다.

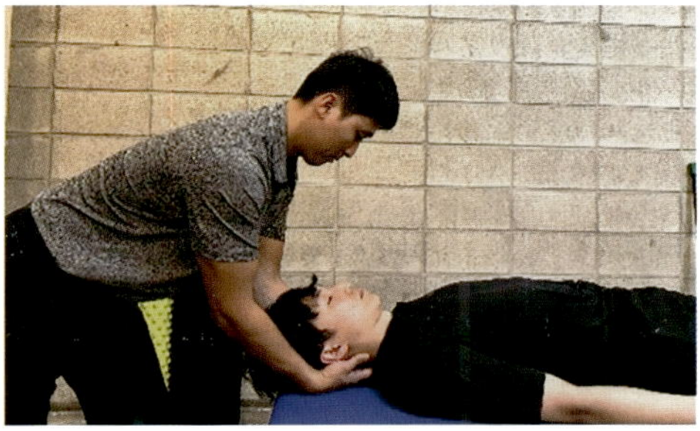

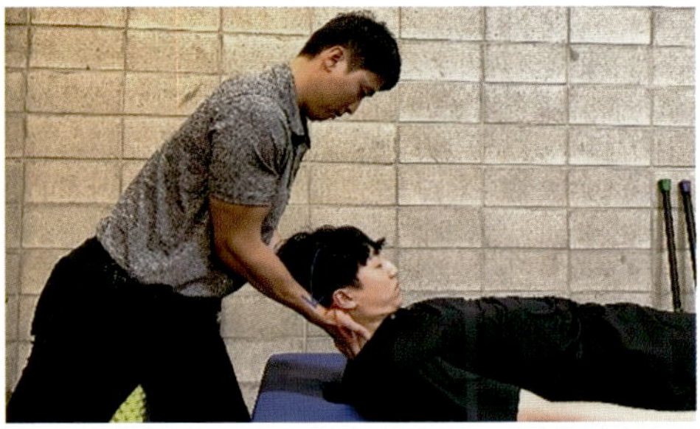

사진-25. 목 굴곡 MET 테크닉(누운 자세)

사진-25. **목 굴곡 MET 테크닉(누운 자세)**은 회원이 스트레칭 베드에 바로 누운 자세에서 트레이너의 양손은 회원의 뒷목과 뒷머리를 잡아서 준비한다. 회원은 목을 가슴 쪽으로 굽힌 상태에서, 트레이너의 손 방향으로 힘을 주고, 트레이너는 가해지는 힘에 대해 움직이지 않도록 등척성 운동 형태로 버텨 준 후 가볍게 스트레칭을 한다.

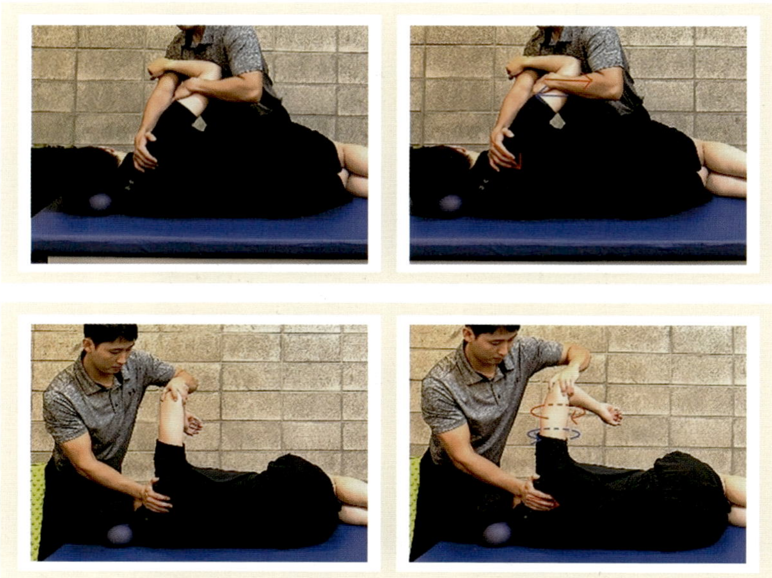

사진-26. 어깨 견인 및 회전 MET 테크닉(옆으로 누운 자세)

사진-26. **어깨 견인 및 회전 MET 테크닉(옆으로 누운 자세)** – 어깨 견인 MET 테크닉은 회원이 옆으로 누운 자세에서 팔을 외전시켜 준비하고 트레이너는 오른손으로 어깨를 고정, 왼손으로 팔꿈치 부위를 고정하여 준비한다. 동작 시 회원은 천천히 어깨를 하늘 방향으로 들어 올려 주며 트레이너는 가해지는 힘에 대해 움직이지 않도록 등척성 운동 형태로 버텨 준 후 하방향으로 가볍게 스트레칭을 한다.

외회전 MET 테크닉은 회원이 옆으로 누운 자세에서 팔을 외전, 내회전하여 준비하고 트레이너는 오른손으로 어깨를 고정, 왼손으로 팔꿈치를 보조한다. 동작 시 회원은 천천히 팔을 내회전시키고 트레이너는 가해지는 힘에 대해 움직이지 않도록 등척성 운동 형태로 버텨 준 후 가볍게 스트레칭을 한다.

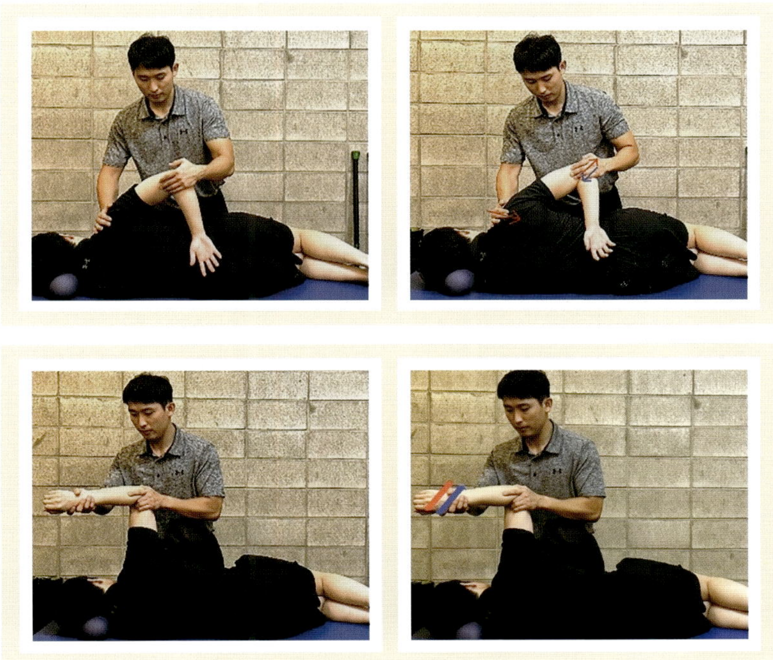

사진-27. 어깨 내/외회전 MET 테크닉(옆으로 누운 자세)

사진-27. 어깨 내/외회전 MET 테크닉(옆으로 누운 자세) – 내회전 MET 테크닉은 회원이 옆으로 누운 자세에서 허리춤에 손을 올린 후 트레이너는 한 손으로 회원의 어깨를 고정, 한 손으로는 팔꿈치를 뒤쪽으로 감싸고 준비를 한다. 동작 시 회원은 뒤쪽 방향으로 힘을 가하고, 트레이너는 가해지는 힘에 대해 움직이지 않도록 등척성 운동 형태로 버텨 준 후 가볍게 스트레칭을 한다.

외회전 MET 테크닉은 회원이 옆으로 누운 자세에서 트레이너는 왼손으로 회원의 팔꿈치를 오른손으로 손목을 잡아 준비한다. 동작 시 회원은 앞쪽 방향으로 힘을 가하고, 트레이너는 가해지는 힘에 대해 움직이지 않도록 등척성 운동 형태로 버텨 준 후 가볍게 스트레칭을 한다.

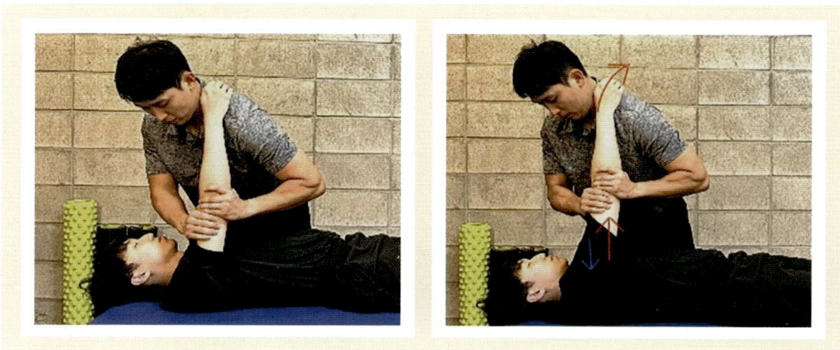

사진-28. 어깨 견인 MET 테크닉(누운 자세)

사진-28. **어깨 견인 MET 테크닉(누운 자세)** 운동은 회원이 베드 위에 바로 누운 자세에서 오른손을 들어 올려 트레이너의 어깨춤에 올려 준비하고 트레이너는 양손으로 회원의 팔꿈치를 감싸 잡아 준비한다.

동작 시 회원은 팔을 당기는 방향으로 당겨주고 트레이너는 당겨지는 힘에 대해 움직이지 않도록 등척성 운동 형태로 버텨 준 후 견인 방향으로 가볍게 스트레칭을 한다.

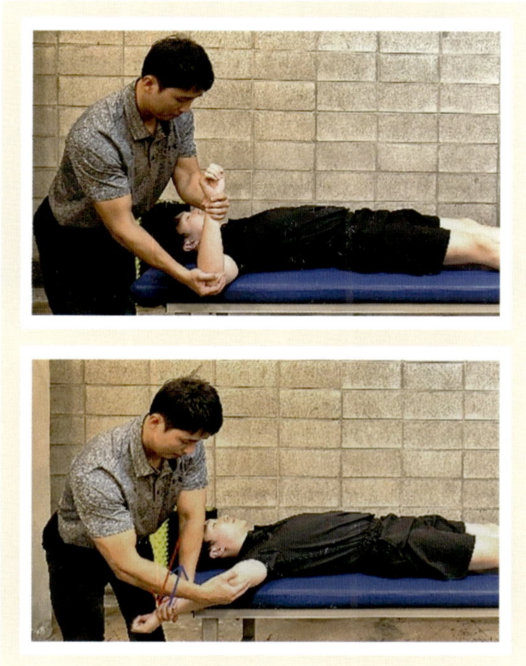

사진-29. 어깨 외회전 MET 테크닉(누운 자세)

사진-29. **어깨 외회전 MET 테크닉(누운 자세)** 운동은 회원이 베드 위에 바로 누운 자세에서 팔꿈치를 굽힌 채 어깨를 90도 벌림 하여 외회전시켜서 준비하고, 트레이너는 한 손으로 회원의 팔꿈치를 잡고, 반대 손으로 회원의 손목을 잡아서 준비한다.

동작 시 회원은 내회전 방향으로 힘을 주고 트레이너는 회원의 어깨가 내회전되는 힘에 대해 움직이지 않도록 등척성 운동 형태로 버텨준 후 외회전 스트레칭을 한다.

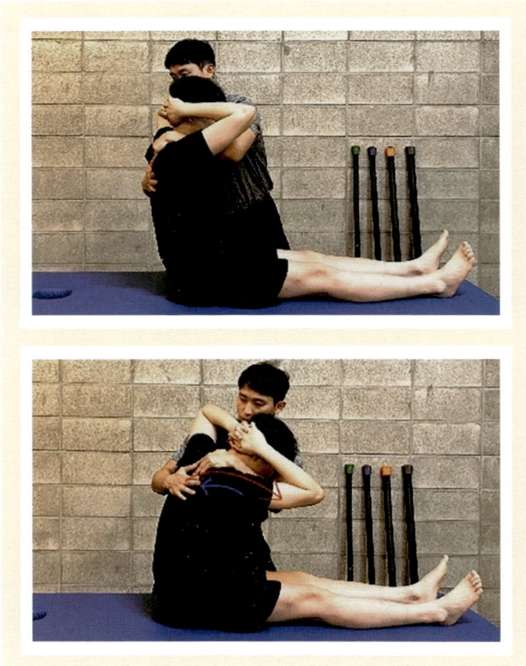

사진-30. 몸통 굴곡 MET 테크닉(누운 자세)

사진-30. **몸통 굴곡 MET 테크닉(앉은 자세)** 운동은 회원이 스트레칭 베드에 바로 앉은 자세에서 트레이너의 오른손은 회원의 등 뒤에, 왼손은 회원의 오른쪽 어깨에 두고 준비한다. 동작 시 회원은 펴려는 힘을 가하고 트레이너는 회원의 몸이 펴지는 힘에 대해 움직이지 않도록 등척성 운동 형태로 버텨준 후 굽힘 스트레칭을 한다.

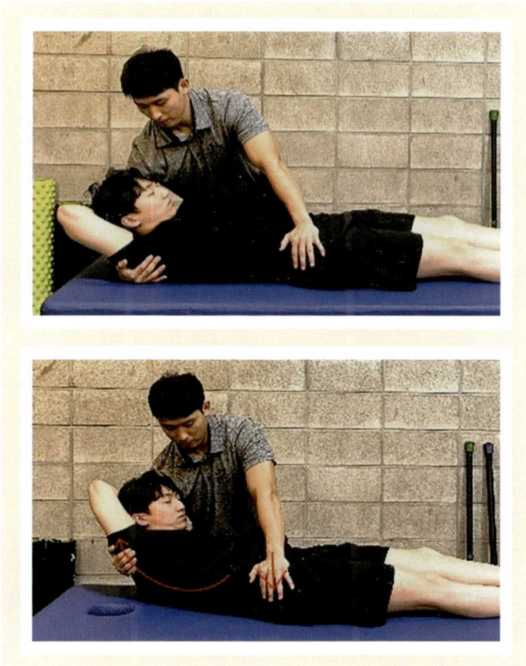

사진-31. 몸통 측면 굴곡 MET 테크닉(누운 자세)

사진-31. **몸통 측면 굴곡 MET 테크닉(누운 자세)** 운동은 회원이 베드 위에 바로 누운 자세에서 트레이너는 한 손을 회원의 등 뒤로 위치시켜 겨드랑이 아래쪽을 받쳐주고, 반대 손은 회원의 전상장골극을 눌러 준비한다.

동작 시 회원은 트레이너가 있는 방향으로 몸통을 측면 굴곡하고, 트레이너는 회원이 움직이는 방향으로 가볍게 도움을 주어 스트레칭한다.

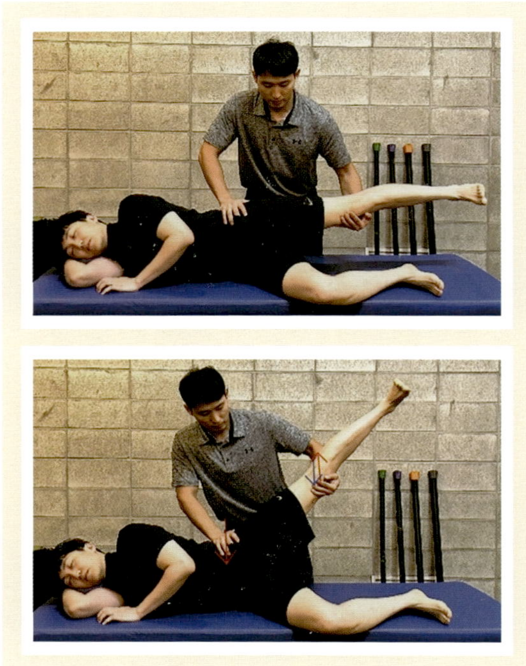

사진-32. 고관절 외전 MET 테크닉(옆으로 누운 자세)

사진-32. **고관절 외전 MET 테크닉(옆으로 누운 자세)** 운동은 회원이 베드 위에 옆으로 누운 자세에서 트레이너는 한쪽 손으로 회원의 무릎 안쪽을 잡고 반대 손으로는 회원의 측면 골반 위쪽을 눌러 준비한다.

동작 시 회원은 고관절을 외전하고, 트레이너는 외전 동작을 가볍게 도움을 주며 스트레칭한다.

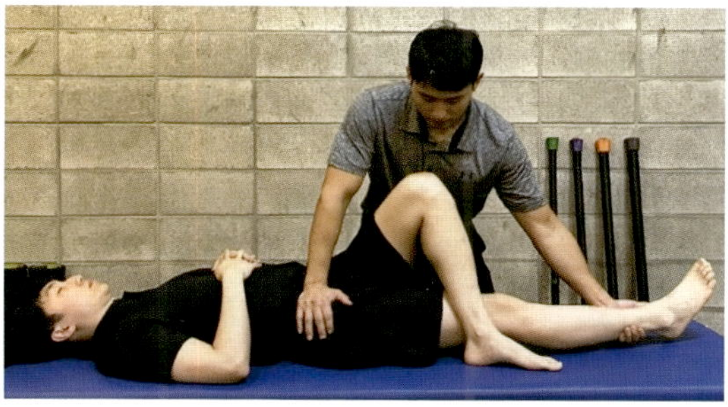

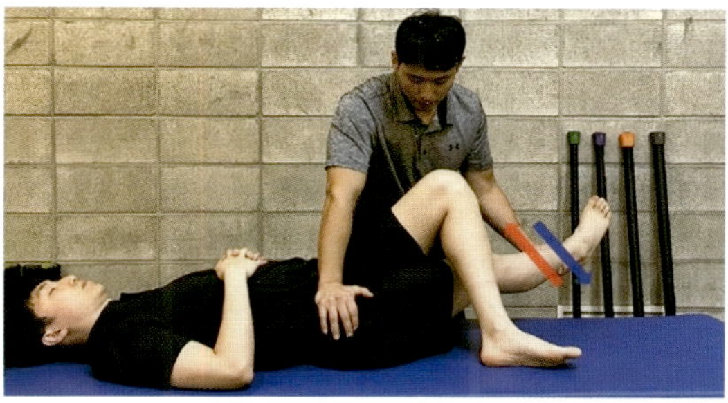

사진-33. 고관절 내전 MET 테크닉(누운 자세)

사진-33. **고관절 내전 MET 테크닉(누운 자세)** 운동은 회원이 베드 위에 바로 누운 자세에서 트레이너는 한쪽 손으로 회원의 반대쪽 전상장골극을 누르고 반대 손으로 회원의 발목 바깥쪽과 아킬레스 건을 받치면서 준비한다.

동작 시 회원은 고관절 외전을 하고 트레이너는 고관절이 외전하는 힘에 대해 움직이지 않도록 등척성 운동 형태로 버텨준 후 내전 스트레칭을 한다.

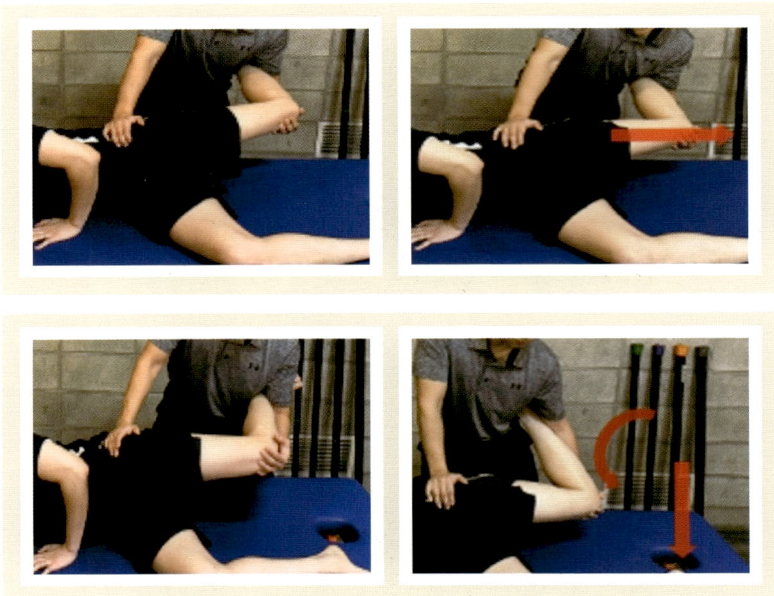

사진-34. 고관절 신전 + 무릎 굴곡 MET 테크닉(옆으로 누운 자세)

사진-34. 고관절 신전 + 무릎 굴곡 MET 테크닉(옆으로 누운 자세)

운동은 회원이 베드 위에 옆으로 누운 자세에서 바닥 쪽 고관절과 무릎은 90도 굴곡하고 반대편 고관절은 중립자세에서 무릎을 90도 굴곡 하여 준비한다. 동작 시 트레이너는 한쪽 손으로 회원의 천장 관절 부위를 누르고 반대 손으로 무릎을 잡아 몸 쪽으로 붙이고 고관절을 신전시키며 스트레칭한다.

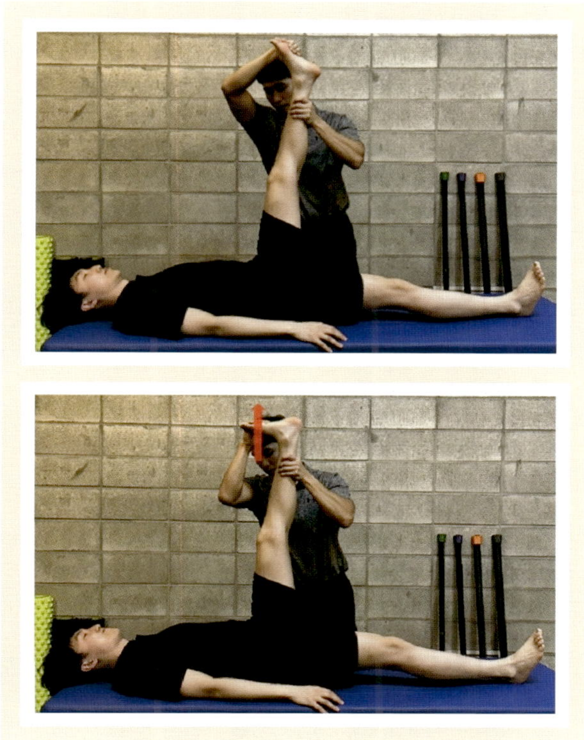

사진-35. 고관절 굴곡 + 발목 배측 굴곡 MET 테크닉(누운 자세)

사진-35. 고관절 굴곡 + 발목 배측 굴곡 MET 테크닉(누운 자세) 운동은 회원이 베드 위에 바로 누운 자세에서 한쪽 고관절을 90도 굴곡하고, 트레이너는 한 손으로 회원의 발바닥을 잡고 반대 손으로 발바닥을 잡고 준비한다.

동작 시 회원은 발목을 배측 굴곡하고, 트레이너는 회원의 발목 배측 굴곡을 가볍게 도움을 주어 스트레칭한다.

운동 재활을 위한

Manual

테크닉

3. 근력 평가 및 운동 재활

3.

근력 평가 및 운동 재활

1) MMT (Manual Muscle Testing)

(1) MMT의 정의

도수 근육 검사(MMT: Manual Muscle Test)는 운동전문가, 생리 연구원 및 특정 요법이 필요한 전문가들에게 효과적인 회복을 도와주고 운동의 진행 상황을 추적하는 데 관심이 많은 사람들이 사용하는 진단 평가 측정 방법이다. 16개의 근육 그룹 / 동작 테스트(개별 근육 검사가 아님)가 있으며, 이 중 14개는 양측으로 테스트하고, 등급은 등척성 테스트를 기반으로 한다. 3등급 이상에 대한 저항 적용 또는 3등급 미만에 대한 대체 중력 최소화 시험을 진행하기 전에 등급 3을 설정하는 것은 필수이다.

표-12. 도수 근력 검사 과정 2단계

2단계 도수 근력 검사 단계	
1단계	2단계
- 근육을 짧은 위치, 혹은 관절 보상작용 지점에 둔다. - 고객에게 압박을 주는 동안 이 자세를 유지하라고 요청한다. - 점진적으로 압박을 증가한다. - 고객의 근력 단계를 평가한다. - 근육은 강한 것으로 평가한다. - 만약 근육이 약하거나 보상작용이 나타나면 2단계를 수행한다.	- 근육을 중간범위에 두고 근력을 재검사한다. - 만약 중간범위에서의 근력이 정상이라면, 근육 과활동성 혹은 관절 저운동성의 반대 상태인 것으로 생각할 수 있다 - 억제 및 신장 - 만약 중간범위에서서 근육이 약하거나 보상작용이 나타난다면, 근육이 약한 것으로 판단할 수 있다 - 재활동성 및 재통합

표-12. 도수 근력 검사 과정 2단계 중 1단계는 근육을 짧은 위치 혹은 관절 보상작용이 있는 위치에서 검사를 시행한다. 2단계는 근육의 중간범위에 두고 근력 재검사를 진행한다.

표-13. 도수 근력 3점 평가 체계

도수 근력 3점 평가 단계	
숫자점수	
3	정상
2	보상(다른 근육을 사용)
1	약함(활동성이 없거나 약함)

표-13. 도수 근력 3점 평가 체계에서 1단계 3점, 2단계 3점을 주게 되는 6점 평가 체계가 된다.

표-14. 움직임별 도수 근력 측정 차트

Manual Muscle	Muscle Strenght (0–5 scale, no + / – scale)	
Upper Limbs	**Right**	**Left**
Shoulders		
Flexion		
Extension		
Elbows		
Flexion		
Extension		
Wrists		
Flexion		
Extension		
Fingers		
Flexion		
Extension		
Lower Limbs	**Right**	**Left**
Hips		
Flexion		
Extension		
Knees		
Flexion		
Extension		
Ankles		
Flexion (Plantarflexion)		
Extension (Dorsiflexion)		

표-14. **움직임별 도수 근력 측정 차트**는 인체 해부학의 움직임에서 시상면의 굴곡과 신전 방향에서만 검사를 진행한다. 만약 더 정밀한 검사가 필요하다면 관상면의 외전과 내전의 방향을 가지고 있는 검사를 진행하고, 마지막으로 횡단면의 회전이 들어가 있는 내회전 외회전을 검사한다.

표-15. 선별된 도수 근력 검사

선별한 도수 근력 검사		
다리	**몸통**	**팔과 목뼈**
발, 발목 - 앞정강근 - 뒤정강근 **무릎** - 앞쪽 넙다리뒤 근육 - 넙다리 두갈개근 **엉덩관절** - 엉덩허리근 - 넙다리근막 긴장근 - 넙다리빗근 - 모음근군 - 두덩정강근 - 큰 모음근 - 중간 볼기근 - 엉덩관절 바깥돌림근 - 큰 볼기근	배곧은근 배빗근	넓은 등근 어깨 바깥 돌림근 어깨 안쪽 돌림근 마름근 아래 어깨 세모근 앞톱니근 앞쪽 목 굽힘근 앞가쪽 목 굽힘근 뒤가쪽 목 굽힘근

(2) 관절별 MMT 근력 평가

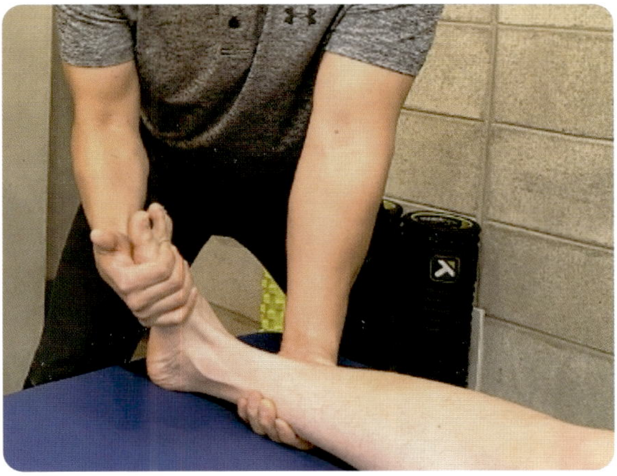

사진-36. 뒤정강근 도수 근력 검사

사진-36. **뒤정강근 도수 근력 검사** 동작은 회원이 앉거나 누운 자세에서 무릎을 완전하게 펴고, 발목은 내번을 시킨 후 트레이너의 오른손으로 회원의 발등을 잡고 왼손으로 종아리를 잡아 고정시킨다. 측정이 시작되면 회원은 발목을 외번시키면서 힘을 주고, 트레이너는 이에 저항하면서 힘의 크기를 측정한다. 좌측도 동일한 방법으로 측정하여 기록한다.

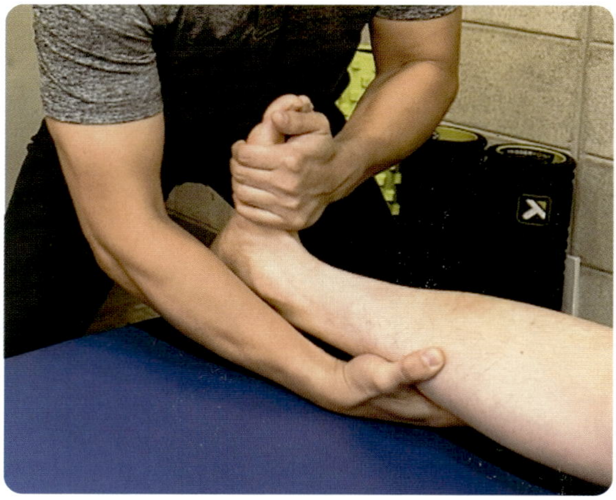

사진-37. 앞정강근 도수 근력 검사

사진-37. 앞정강근 도수 근력 검사 동작은 회원이 앉거나 누운 자세에서 발목을 중립자세를 유지하고, 트레이너의 왼손은 발등을 잡고 오른손으로 종아리를 잡아 고정시킨다. 측정이 시작되면 회원은 발목을 배측 굴곡시키고, 트레이너는 이 동작에 저항하면서 근력을 측정한다. 좌측도 동일한 방법으로 측정하여 기록한다.

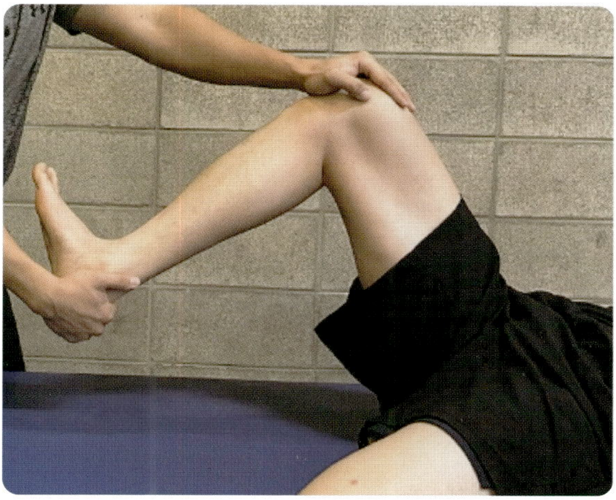

사진-38. 햄스트링 도수 근력 검사

사진-38. **햄스트링 도수근력 검사** 동작은 회원이 스트레칭 베드에 바로 누운 자세에서 고관절과 무릎을 90도 굴곡하고, 트레이너는 왼손으로 무릎을 잡고 오른손으로 뒤꿈치를 잡아서 고정시킨다. 측정이 시작되면 회원은 무릎을 굴곡시키고, 트레이너는 이 동작에 저항하면서 근력을 측정한다. 좌측도 동일한 방법으로 측정하여 기록한다.

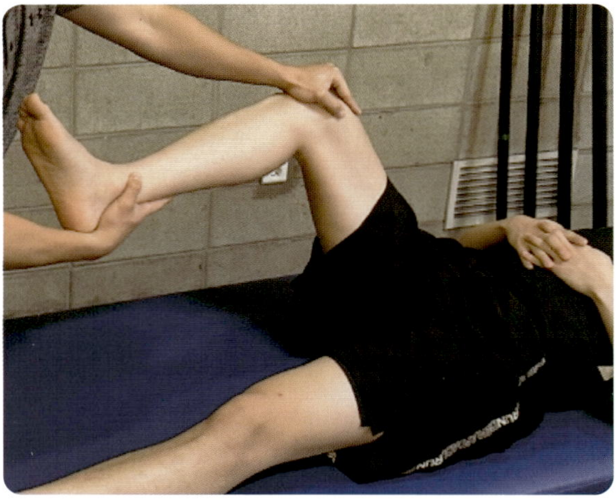

사진-39. 안쪽 넙다리굽힘근 도수 근력 검사

사진-39. **안쪽 넙다리굽힘근 도수 근력 검사** 동작은 회원이 스트레칭 베드에 바로 누운 자세에서 고관절과 무릎을 90도 굴곡시키고, 트레이너는 왼손으로 무릎을 잡고 오른손으로 발뒤꿈치를 잡고 고정시킨다. 측정이 시작되면 회원은 고관절을 내회전시키며 무릎을 굴곡시켜 힘을 주고, 트레이너는 이 동작에 저항하면서 근력을 측정한다. 좌측도 동일한 방법으로 측정하여 기록한다.

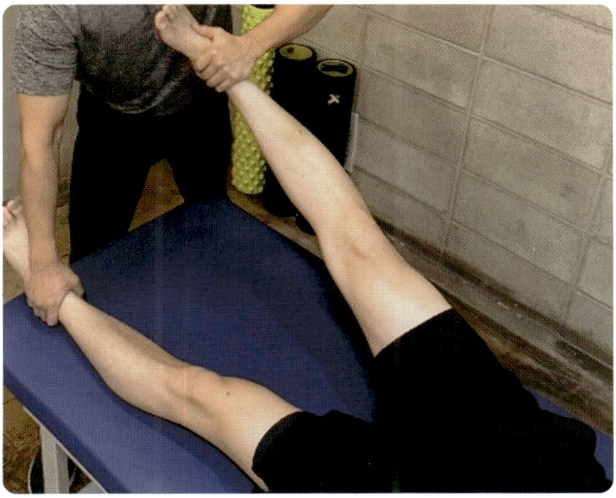

사진-40. 넙다리근막긴장근 도수 근력 검사

사진-40. **넙다리근막긴장근 도수 근력 검사** 동작은 회원이 스트레칭 베드에 바로 누운 자세에서 왼쪽 다리는 해부학적 자세로 위치하고, 오른쪽 다리는 대각선 방향으로 들어서 준비한다. 트레이너는 오른손으로 왼쪽 발목을 잡고, 왼손으로 오른쪽 발목 바깥쪽을 잡아 고정시킨다. 측정이 시작되면 회원은 고관절을 대각선 위쪽 방향으로 힘을 주고 트레이너는 이 동작에 저항하면서 근력을 측정한다. 좌측도 동일한 방법으로 측정하여 기록한다.

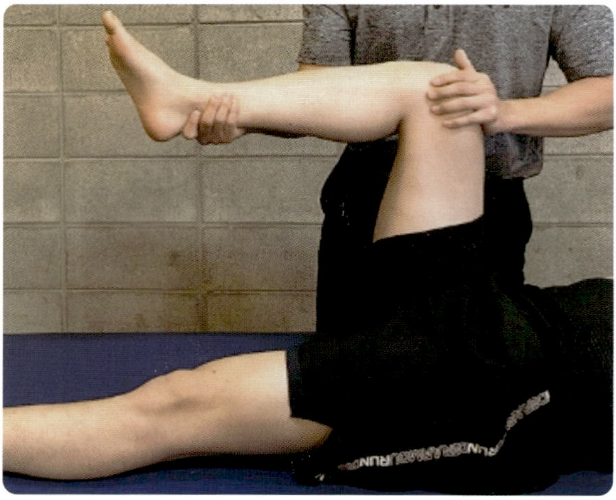

사진-41. 엉덩허리근 도수 근력 검사

사진-41. 엉덩허리근 도수 근력 검사 동작은 회원이 스트레칭 베드에 바로 누운 자세에서 고관절과 무릎을 90도 굴곡하고 트레이너는 오른손으로 발목 아래쪽을 잡고 왼손으로 무릎 위쪽을 잡고 고정한다. 측정이 시작되면 회원은 고관절을 굴곡하여 힘을 주고 트레이너는 이 동작에 저항하면서 근력을 측정한다. 좌측도 동일한 방법으로 측정하여 기록한다.

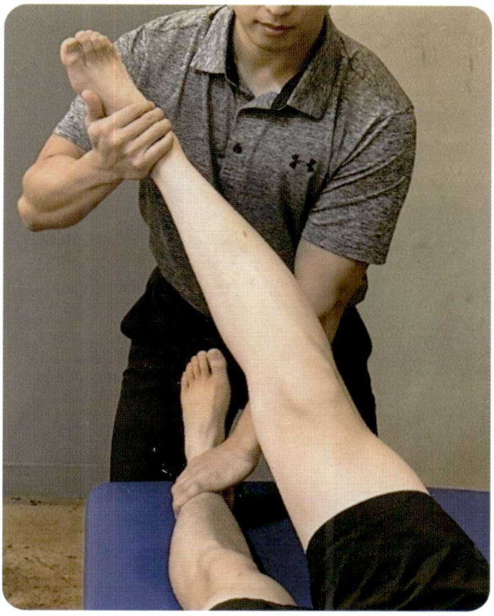

사진-42. 고관절 모음근군 도수 근력 검사

사진-42. **고관절 모음근군 도수 근력 검사** 동작은 회원이 스트레칭 베드에 바로 누운 자세에서 오른쪽 무릎을 완전하게 펴고, 안쪽으로 위치한다. 트레이너는 왼손으로 왼쪽 다리를 잡고 오른손으로 오른쪽 발목 안쪽을 잡아 고정한다. 측정이 시작되면 회원은 고관절을 내전하여 힘을 주고 트레이너는 이 동작에 저항하면서 근력을 측정한다. 왼쪽도 동일한 방법으로 측정하여 기록한다.

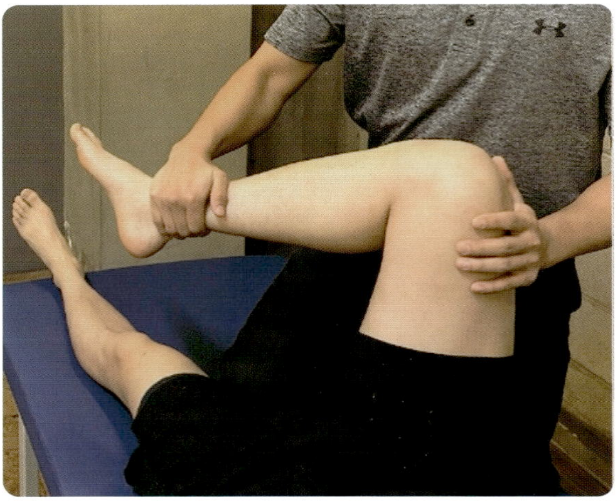

사진-43. 넙다리빗근 도수 근력 검사

사진-43. **넙다리빗근 도수 근력 검사** 동작은 회원이 스트레칭 베드에 바로 누운 자세에서 오른쪽 무릎과 고관절을 90도 굴곡시켜 위치시킨다. 트레이너는 오른손으로 고객(선수)의 오른쪽 발목을 잡고, 왼손으로 무릎을 잡아 고정한다. 측정이 시작되면 회원은 고관절을 내회전하여 힘을 주고 트레이너는 이 동작에 저항하면서 근력을 측정한다. 좌측도 동일한 방법으로 측정하여 기록한다.

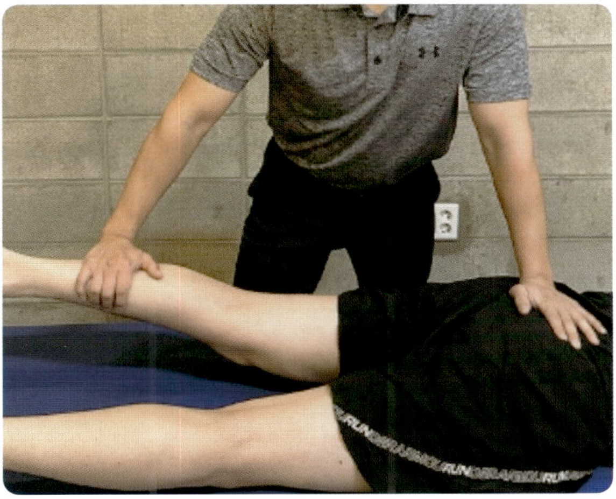

사진-44. 큰 모음근 도수 근력 검사

사진-44. **큰 모음근 도수 근력 검사** 동작은 회원이 스트레칭 베드에 엎드린 자세에서 왼쪽 무릎과 고관절을 펴서 위치하고, 트레이너는 왼손으로 발목을 잡고, 오른손으로 골반을 잡아 고정한다. 측정이 시작되면 회원은 고관절을 내회전하여 힘을 주고 트레이너는 이 동작에 저항하면서 근력을 측정한다. 우측도 동일한 방법으로 측정하여 기록한다.

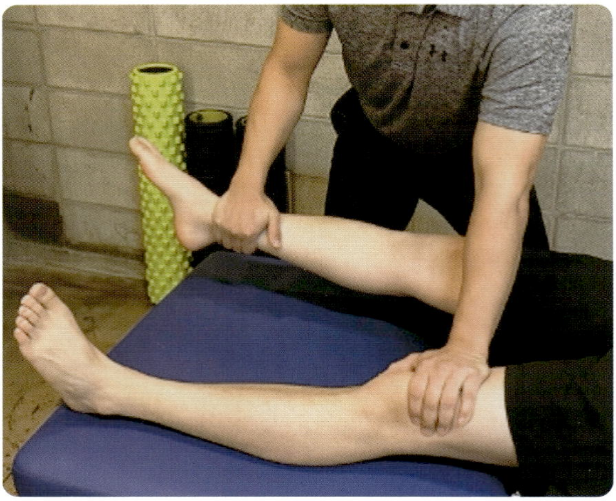

사진-45. 두덩정강근 도수 근력 검사

사진-45. **두덩정강근 도수 근력 검사** 동작은 회원이 스트레칭 베드에 바로 누운 자세에서 오른쪽 무릎과 고관절을 펴서 위치하고, 트레이너는 오른손으로 오른쪽 발목을 잡고 왼손으로 반대쪽 허벅지를 잡아 고정한다. 측정이 시작되면 회원은 고관절을 내전하여 힘을 주고, 트레이너는 이 동작에 저항하면서 근력을 측정한다. 좌측도 동일한 방법으로 측정하여 기록한다.

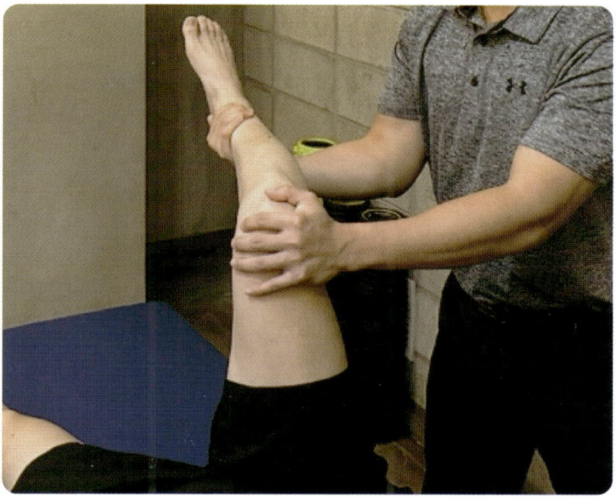

사진-46. 고관절 바깥돌림근군 도수 근력 검사

사진-46. **고관절 바깥돌림근군 도수 근력 검사** 동작은 회원이 스트레칭 베드에 바로 누운 자세에서 오른쪽 무릎과 고관절을 90도 굴곡하여 위치하고, 트레이너는 오른손으로 오른쪽 발목을 잡고, 왼손으로 허벅지 바깥쪽을 잡아 고정한다. 측정이 시작되면 회원은 고관절을 내회전하여 힘을 주고 트레이너는 이 동작에 저항하면서 근력을 측정한다. 좌측도 동일한 방법으로 측정하여 기록한다.

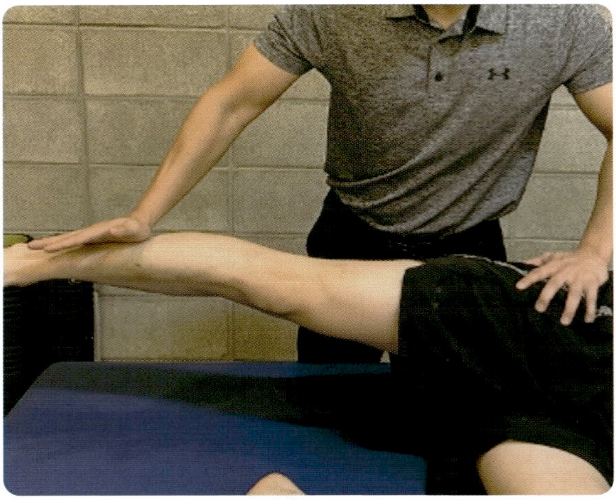

사진-47. 중간 볼기근 도수 근력 검사

사진-47. **중간 볼기근 도수 근력 검사** 동작은 회원이 스트레칭 베드에 바로 누운 자세에서 오른쪽 무릎과 고관절을 90도 굴곡하여 위치하고, 트레이너는 오른손으로 오른쪽 발목을 잡고, 왼손으로 허벅지 바깥쪽을 잡아 고정한다. 측정이 시작되면 회원은 고관절을 내회전하여 힘을 주고, 트레이너는 이 동작에 저항하면서 근력을 측정한다. 좌측도 동일한 방법으로 측정하여 기록한다.

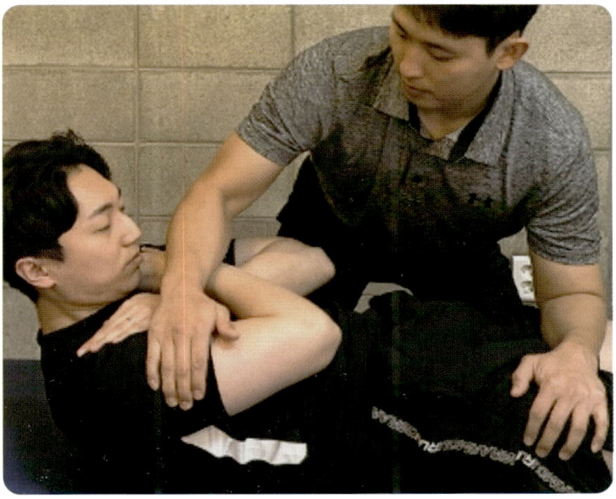

사진-48. 배곧은근 도수 근력 검사

사진-48. **배곧은근 도수 근력 검사** 동작은 회원이 바닥 또는 배드에 바로 누운 자세에서 양손을 어깨에 교차시키고, 트레이너는 왼손과 팔꿈치로 허벅지를 압박하고, 오른손으로는 양손의 중간을 눌러 준비한다. 회원은 복직근에 힘을 주고 트레이너는 이 동작에 저항하면서 근력을 측정한다.

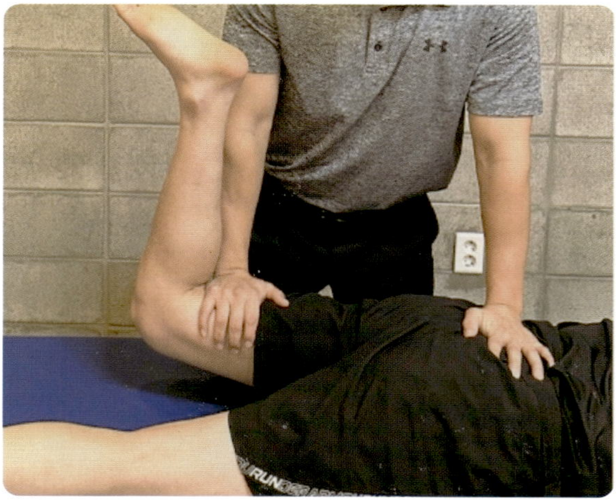

사진-49. 큰볼기근 도수 근력 검사

사진-49. **큰볼기근 도수 근력 검사** 동작은 회원이 베드 또는 바닥에 엎드린 자세에서 왼쪽 무릎을 90도 구부리고 준비한다. 트레이너는 왼손으로 회원의 오른쪽 엉덩이를 누르고, 오른손으로 왼쪽 허벅지 뒤쪽을 압박하여 준비한다. 회원은 엉덩이에 힘을 주어 들어 올리고, 트레이너는 이 동작에 저항하면서 근력을 측정한다.

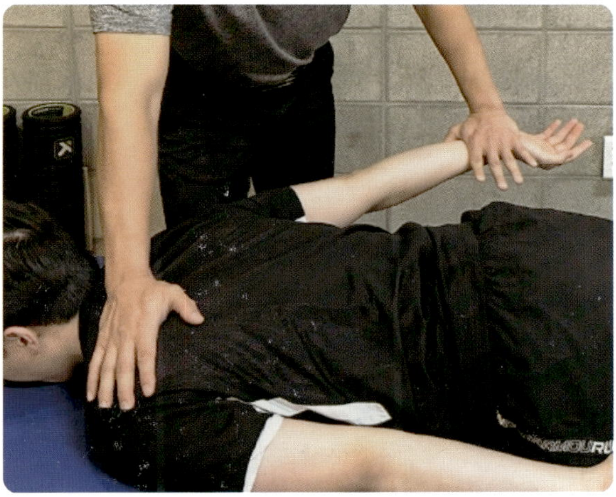

사진-50. 넓은 등근 도수 근력 검사

사진-50. **넓은 등근 도수근력 검사** 동작은 회원이 베드 또는 바닥에 엎드린 상태에서 회원은 오른손으로 회원의 왼쪽 견갑골을 압박하여 고정하고, 왼손으로 회원의 손목을 누르고 준비한다. 회원은 어깨에 힘을 주어 들어 올리고, 트레이너는 이 동작에 저항하면서 근력을 측정한다.

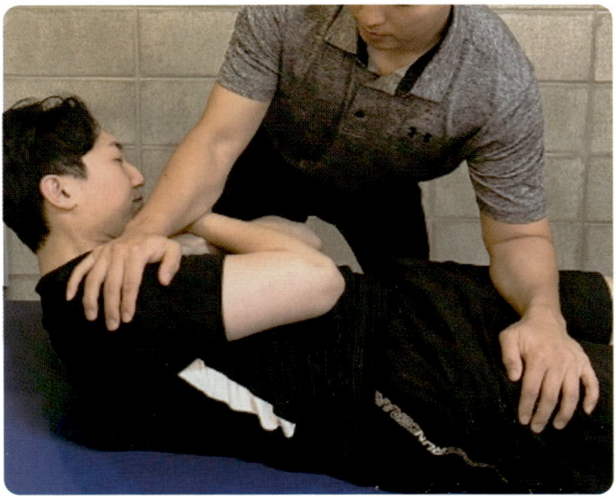

사진-51. 배빗근 도수 근력 검사

사진-51. **배빗근 도수 근력 검사** 동작은 회원이 바닥 또는 베드에 바로 누운 자세에서 양손을 어깨에 교차 시키고 준비한다. 트레이너는 왼손과 팔꿈치로 허벅지를 압박하고 오른손으로는 회원의 오른쪽 어깨를 눌러 준비한다. 회원은 대각선으로 힘을 주고 트레이너는 이 동작에 저항하면서 근력을 측정한다.

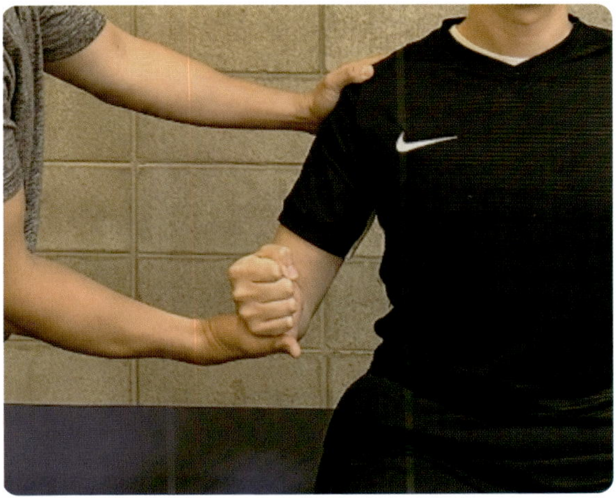

사진-52. 어깨관절 안쪽 돌림근 도수 근력 검사

사진-52. **어깨관절 안쪽 돌림근 도수 근력 검사** 동작은 회원이 의자에 앉은 자세에서 팔꿈치를 90도 구부리고 준비한다. 트레이너는 왼손에 회원의 어깨를 잡고, 오른손으로 회원의 오른쪽 손목 안쪽을 잡고 준비한다. 회원은 어깨를 몸 안쪽으로 힘을 주고 트레이너는 이 동작에 저항하면서 근력을 측정한다.

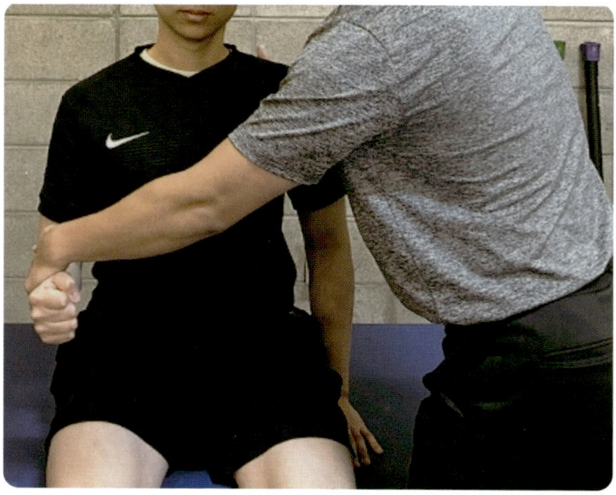

사진-53. 어깨관절 바깥 돌림근 도수근력 검사

사진-53. **어깨관절 바깥 돌림근 도수 근력 검사** 동작은 회원이 의자에 앉은 자세에서 팔꿈치를 90도 구부리고 준비한다. 트레이너는 왼손에 회원의 어깨를 잡고, 오른손으로 회원의 오른쪽 손목 안쪽을 잡고 준비한다. 회원은 어깨를 몸 안쪽으로 힘을 주고 트레이너는 이 동작에 저항하면서 근력을 측정한다.

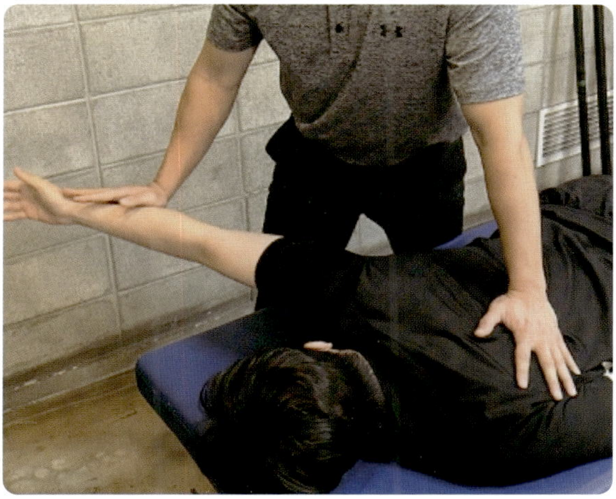

사진-54. 어깨 아래세모근 도수 근력 검사

사진-54. **어깨 아래세모근 도수 근력 검사** 동작은 회원이 배드 또는 바닥에 엎드린 자세에서 어깨를 대각선 방향으로 펴서 준비한다. 트레이너는 오른손으로 회원의 손목을 밀고, 왼손으로 회원의 왼쪽 견갑골을 잡고 준비한다. 회원은 손을 위쪽으로 힘을 주고, 트레이너는 이 동작에 저항하면서 근력을 측정한다.

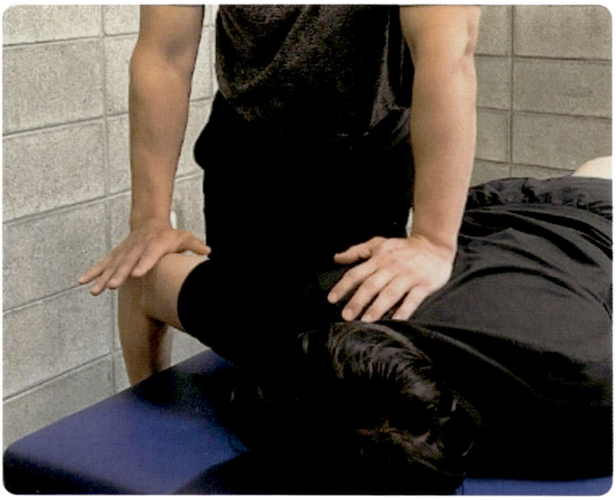

사진-55. 어깨 아래세모근 도수 근력 검사

사진-55. **어깨 아래세모근 도수 근력 검사** 동작은 회원이 배드 또는 바닥에 엎드린 자세에서 어깨를 90도 굴곡하고, 팔꿈치를 90도 구부려 준비한다. 트레이너는 오른손으로 회원의 팔꿈치를 밀고, 왼손으로 회원의 오른쪽 견갑골을 잡고 준비한다. 회원은 손을 아래쪽으로 힘을 주고 트레이너는 이 동작에 저항하면서 근력을 측정한다.

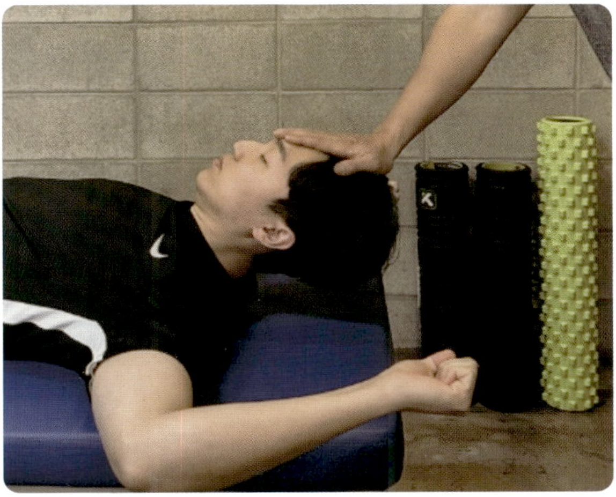

사진-56. 앞쪽 목 굽힘근 도수 근력 검사

사진-56. **앞쪽 목 굽힘근 도수 근력 검사** 동작은 회원이 바닥 또는 배드에 바로 누운 자세에서 어깨와 팔꿈치를 90도 구부리고 준비한다. 트레이너는 오른손으로 회원의 이마를 눌러 준비한다. 회원은 목에 힘을 주어 일어나고, 트레이너는 이 동작에 저항하면서 근력을 측정한다.

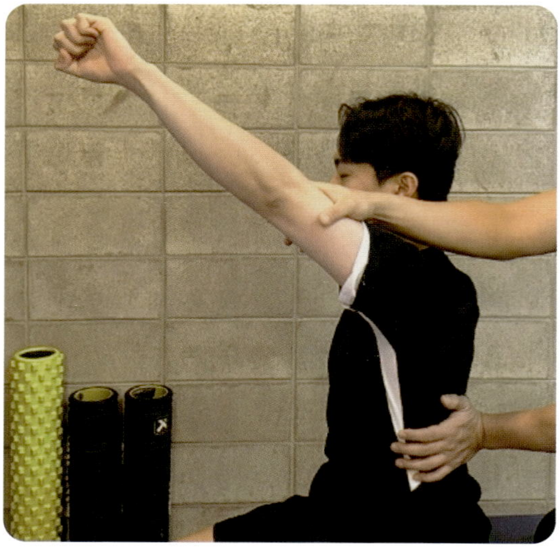

사진-57. 앞톱니근 도수 근력 검사

사진-57. **앞톱니근 도수 근력 검사** 동작은 회원이 의자에 앉은 자세에서 어깨를 130도가량 구부리고 준비한다. 트레이너는 왼손으로 회원의 손목을 잡고 오른손으로 회원의 견갑골 아래쪽을 눌러 잡고 준비한다. 회원은 어깨를 위쪽으로 힘을 주고, 트레이너는 이 동작에 저항하면서 근력을 측정한다.

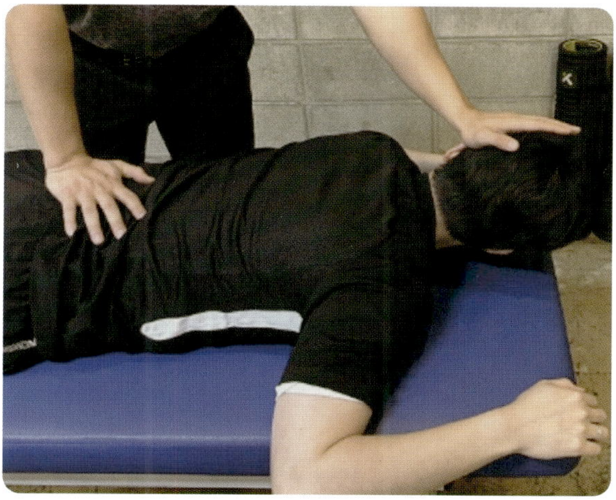

사진-58. 머리널판근 도수 근력 검사

사진-58. **머리널판근 도수 근력 검사** 동작은 회원이 베드 또는 바닥에 엎드린 자세에서 양쪽 어깨를 90도 굴곡하고, 팔꿈치를 90도 구부리고 왼쪽으로 머리를 돌려서 준비한다. 트레이너는 오른손으로 회원의 왼쪽 뒷머리를 누르고 준비한다. 회원은 머리를 위쪽으로 힘을 주고 트레이너는 이 동작에 저항하면서 근력을 측정한다.

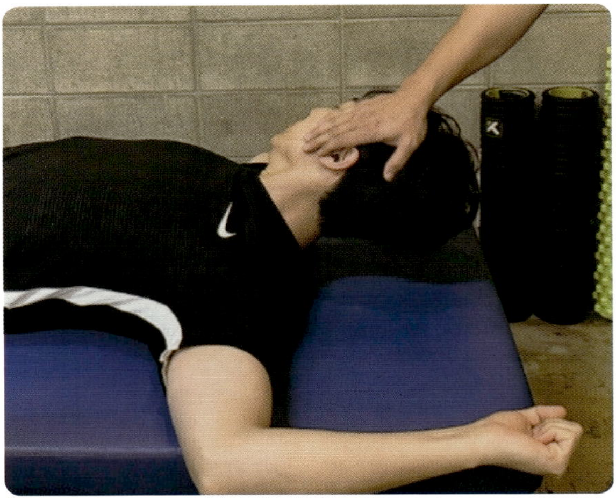

사진-59. 목빗근 도수 근력 검사

사진-59. **목빗근 도수 근력 검사** 동작은 회원이 바닥 또는 베드에 바로 누운 자세에서 어깨와 팔꿈치를 90도 구부리고, 얼굴을 오른쪽으로 하여 준비한다. 트레이너는 오른손으로 회원의 왼쪽 이마를 눌러 준비한다. 회원은 목에 힘을 주어 일어나고 트레이너는 이 동작에 저항하면서 근력을 측정한다.

손을 이용하여 근력의 밸런스를 잡아주기 위한 근력 운동은 MMT 테스트 동작을 동일한 방법으로 등척성, 단축성, 신장성을 이용하여 운동한다. 근력의 균형은 대략 80% 정도의 균형을 맞추는 것을 목표로 한다. 80%에 도달되지 못할 경우, 향후 운동 재활에 문제가 생기고 100% 밸런스를 맞추려고 하는 것은 재활의 단계를 나아가지 못하게 한다.

2) 근력 운동

(1) 관절별 근력 운동

관절별 근력 운동은 근력이 약하게 나온 움직임을 벽, 밴드, 아령 등을 이용하여 등척성, 단축성, 신장성 운동을 진행한다. 회원의 시상면을 최우선으로 근력 균형을 맞추고, 관상면의 근력 균형, 그리고 마지막으로 횡단면의 근력 균형을 맞추는 것으로 운동을 계획해야 효과적으로 교정운동이 가능한다. 사람의 신체는 완벽하게 앞뒤, 좌우의 근력 균형을 맞출 수 없다. 하지만 최소한 70~80%의 근력 균형이 이루어진 다음, 다음 단계로 진행해야 성공적인 운동재활을 만들어 낼 수 있다.

멘넬(Mennell)의 네 가지 기본원리

멘넬의 원리에는 관절가동범위에 제한이 있을 때 실시하는 근육의 근력강화 운동이 최적의 결과를 낼 수 없을 거라는 가설의 이론적 근거를 다루고 있으며, 제한적 관절의 가동범위는 반드시 모든 운동을 적용하는 동안 고려되어야 한다.

1. 관절의 움직임이 자유롭지 못한 경우, 근육도 움직일 때 자유로워질 수 없다.
2. 만약 관절이 자유롭게 움직이지 못할 때는 근육도 정상으로 회복될 수 없다.
3. 정상적인 근육의 기능은 관절의 정상적인 움직임에 따라 영향을 받는다.
4. 손상받은 근육의 기능은 영구화되며, 비정상적인 관절 상태로 악화될 수 있다.

이러한 네 가지 원리는 독립적 근력강화운동을 하기 전에 억제기법과 신장기법(교정운동의 첫 번째 두 단원)을 적용해야 하는 이유가 된다.

(2) 관절별 운동 방법

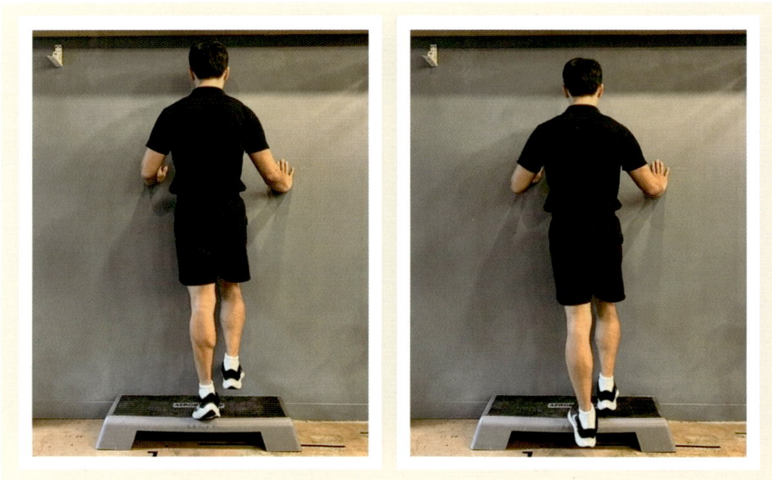

사진-60. Calf Raise

사진-60. **Calf Raise** 운동 동작은 한쪽 발을 계단 또는 스텝박스에 올리고 반대쪽 무릎은 90도 구부리고 준비한다. 회원은 엄지 발가락과 검지 발가락의 힘으로 무릎과 고관절의 움직임 없이 몸을 곧게 펴고, 위쪽으로 올라가면서 운동을 한다. 반복 횟수는 최대 반복을 목표로 하고, 25개를 할 수 있도록 운동한다.

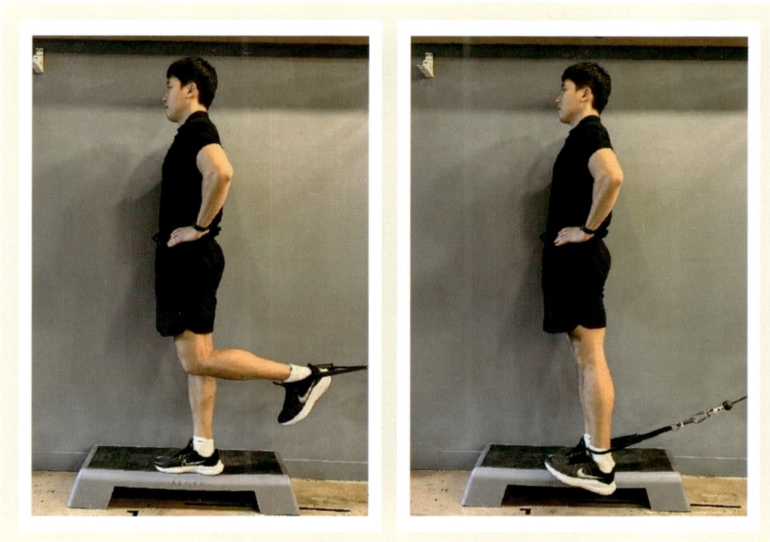

사진-61. Leg Extension

사진-61. Leg Extension 운동 동작은 케이블 또는 탄력밴드를 왼쪽 발목에 차고 몸을 곧게 펴고, 무릎을 90도 구부렸다 완전하게 펴면서 운동을 한다. 펴는 동작은 빠르게, 구부리는 동작은 천천히 하여 2:1 비율의 속도로 유지하며 수행한다. 반복 횟수는 15회를 하는 것을 목표로 한다. 운동 중 골반 몸통 상체의 움직임은 없어야 한다.

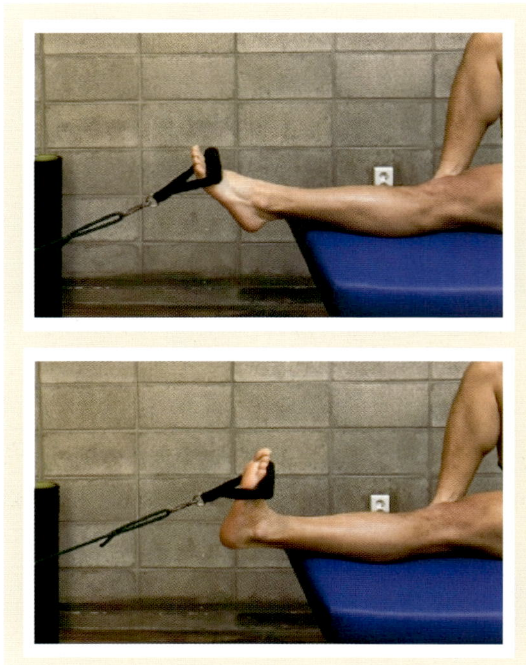

사진-62. Ankle Dorsi Flexion

사진-62. **Ankle Dorsi Flexion** 운동 동작은 앉은 자세에서 왼쪽 발목에 탄력밴드를 메고 무릎을 완전하게 펴고 발목을 몸쪽으로 최대한 당겼다가 처음의 자리로 돌아간다. 당기는 동작은 빠르게, 펴는 동작은 천천히 하여 2:1 비율의 속도로 유지하며 수행한다. 반복 횟수는 15회를 하는 것을 목표로 한다. 운동 중 골반 몸통 상체의 움직임은 없어야 한다.

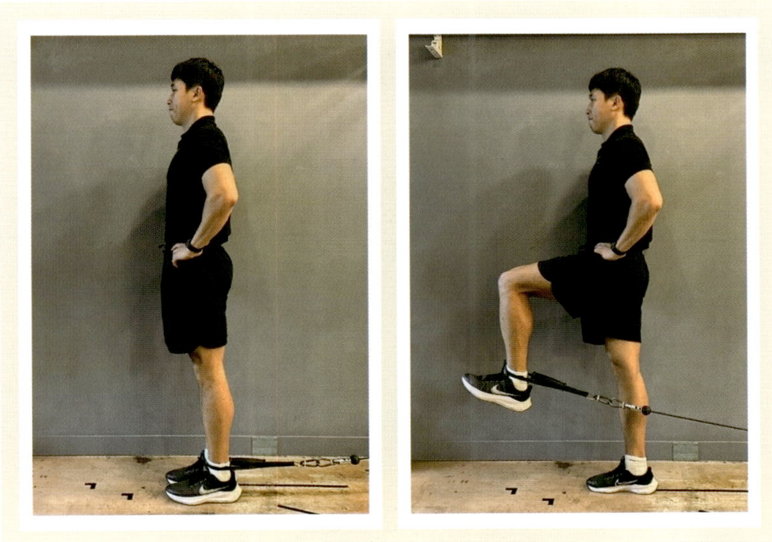

사진-63. Hip Flexion

사진-63. **Hip Flexion** 운동 동작은 선 자세에서 왼쪽 발목에 케이블 또는 탄력밴드를 메고 무릎을 몸 앞쪽으로 들어 올렸다가 처음의 자리로 돌아간다. 올리는 동작은 빠르게 내리는 동작은 천천히 하여 2:1 비율의 속도로 유지하며 수행한다. 반복 횟수는 15회를 하는 것을 목표로 한다. 운동 중 골반 몸통 상체의 움직임은 없어야 한다.

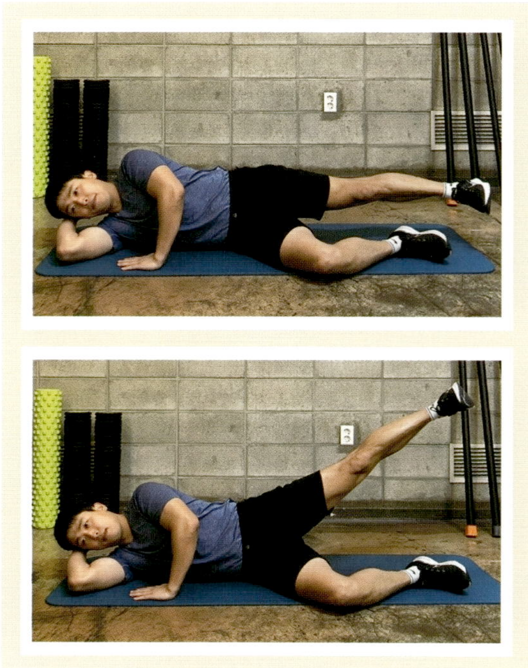

사진-64. Hip Abduction 1

사진-64. **Hip Abduction 1** 운동 동작은 옆으로 누운 자세에서 왼쪽 발목에 중량을 메고, 다리를 위쪽으로 들어 올렸다가 처음의 자리로 돌아간다. 올리는 동작은 빠르게, 내리는 동작은 천천히 하여 2:1 비율의 속도로 유지하며 수행한다. 반복 횟수는 15회를 하는 것을 목표로 한다. 운동 중 골반 몸통 상체의 움직임은 없어야 한다. 발목에서 어깨까지의 선이 직선이 된 상태에서 운동해야 효과적이다.

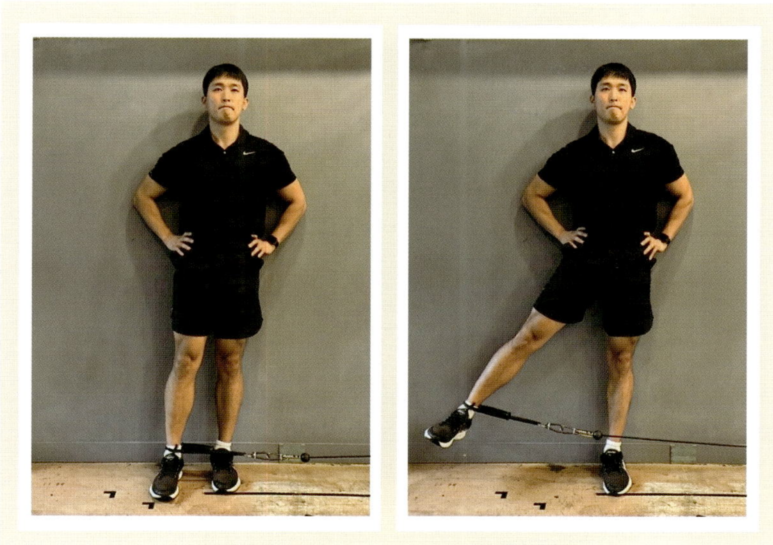

사진-65. Hip Abduction 2

사진-65. **Hip Abduction 2** 운동 동작은 바로 선 자세에서 오른쪽 발목에 케이블 또는 탄성밴드를 메고, 다리를 옆으로 들어 올렸다가 처음의 자리로 돌아간다. 올리는 동작은 빠르게, 내리는 동작은 천천히 하여 2:1 비율의 속도로 유지하며 수행한다. 반복 횟수는 15회를 하는 것을 목표로 한다. 운동 중 골반 몸통 상체의 움직임은 없어야 한다. 발목에서 어깨까지의 선이 직선이 된 상태에서 운동해야 효과적이다.

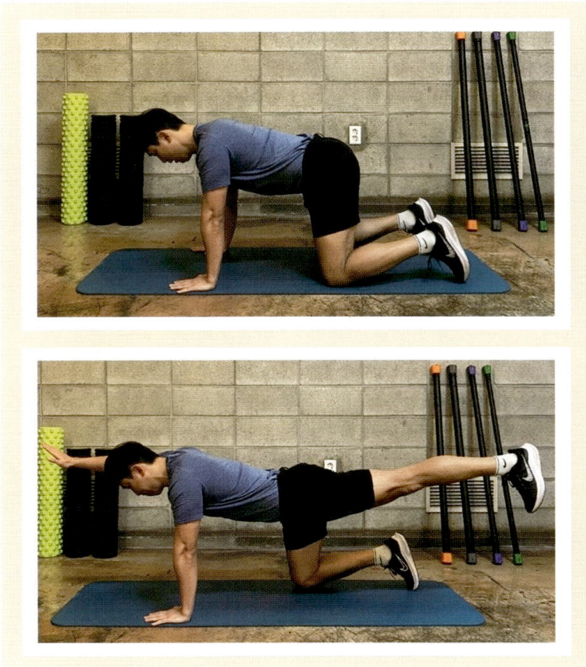

사진-66. Bird Dog

사진-66. **Bird Dog** 운동 동작은 네발기기 자세에서 왼쪽 손을 앞쪽으로 오른쪽 다리를 뒤쪽으로 들어 올렸다가 처음의 자리로 돌아간다. 올리는 동작은 빠르게, 내리는 동작은 천천히 하여 2:1 비율의 속도로 유지하며 수행한다. 반복 횟수는 10회를 하는 것을 목표로 한다. 운동 중 골반 몸통 상체의 움직임은 없어야 한다. 들어 올리는 손과 발목이 몸통 위쪽으로 올라가지 않고 펴는 동작으로 운동한다.

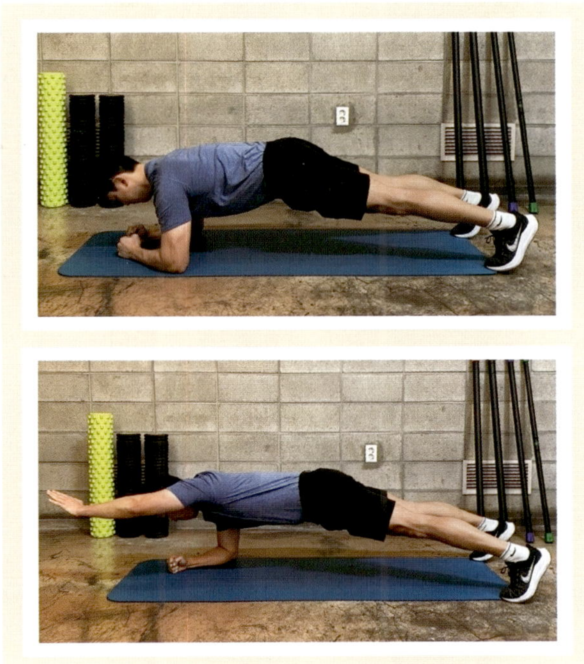

사진-67. Plank Reach

사진-67. Plank Reach 운동 동작은 엎드린 플랭크 자세에서 한쪽 팔을 편 상태에서 머리 높이까지 들었다 내리고, 반대쪽 팔도 편 상태에서 머리 높이까지 들었다 내리는 동작을 반복한다. 올리는 동작은 빠르게, 내리는 동작은 천천히 하여 2:1 비율의 속도로 유지하며 수행한다. 반복 횟수는 10회를 왕복하는 것을 목표로 한다. 운동 중 골반 몸통 상체의 움직임은 없어야 한다. 들어 올리는 손과 발목이 몸통 위쪽으로 올라가지 않고 펴는 동작으로 운동한다.

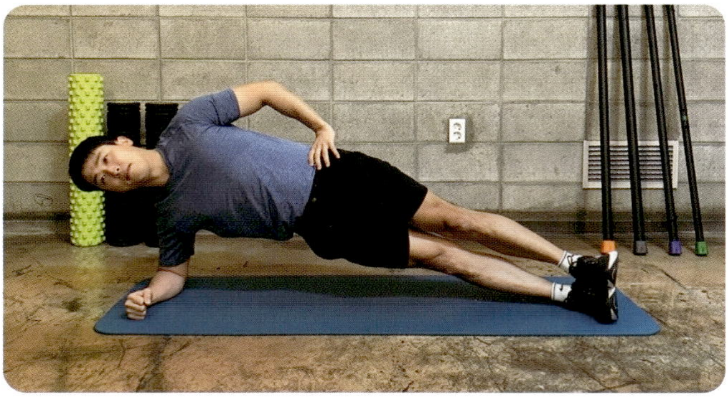

사진-68. Side Plank

사진-68. Side Plank 운동 동작은 사이드 플랭크 자세에서 왼쪽 다리를 위쪽으로 들어 올린 후 처음의 자리로 돌아간다. 올리는 동작과 내리는 동작의 움직임은 2:1 비율의 속도로 유지하며 수행한다. 정점에서 약 10초~20초간 동작을 정지하며 반복 횟수는 10회를 하는 것을 목표로 한다. 운동 중 골반 몸통 상체의 움직임은 없어야 한다.

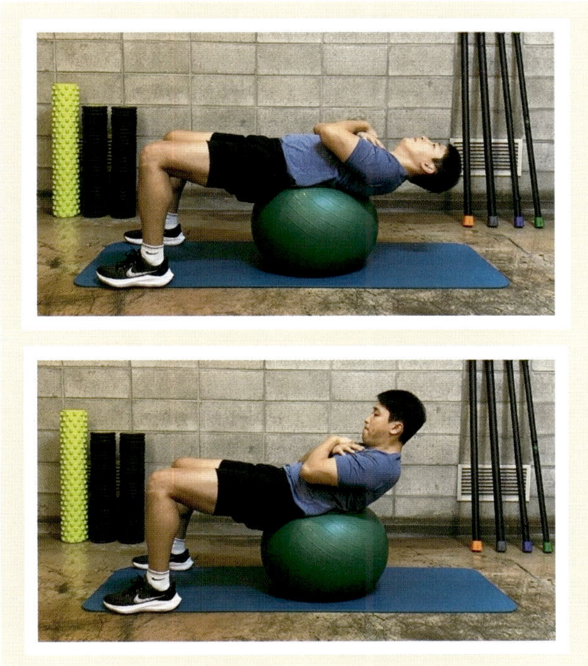

사진-69. Ball Crunch

사진-69. **Ball Crunch** 운동 동작은 허리에 큰 볼을 두고 양손을 어깨 위에 교차하여 둔 자세에서 머리와 몸통을 구부려 들어 올린 후 처음의 자리로 돌아간다. 올리는 동작은 빠르게, 내리는 동작은 천천히 하여 2:1 비율의 속도로 유지하며 수행한다. 반복 횟수는 20회를 하는 것을 목표로 한다. 내리는 머리와 무릎이 몸통 아래쪽으로 내려가지 않도록 주의한다.

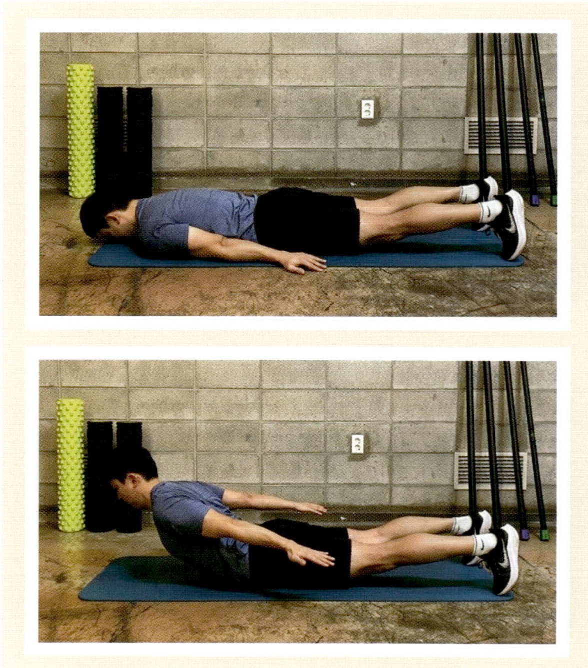

사진-70. Cobra

사진-70. **Cobra** 운동 동작은 엎드린 자세에서 머리와 몸통을 펴면서 들어 올린 후 처음의 자리로 돌아간다. 올리는 동작은 빠르게, 내리는 동작은 천천히 하여 2:1 비율의 속도로 유지하며 수행한다. 반복 횟수는 20회를 하는 것을 목표로 한다. 내리는 머리와 무릎이 몸통 아래쪽으로 내려가지 않게 해야 한다.

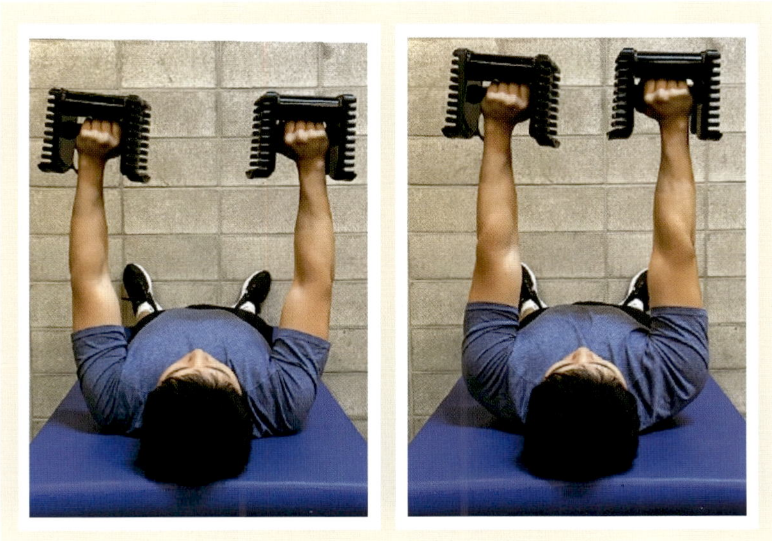

사진-71. Dumbbell Punch

사진-71. Dumbbell Punch 운동 동작은 바로 누운 자세에서 밴드를 잡거나 덤벨을 들고 팔꿈치를 편 채로 양손을 위쪽으로 밀어 올린 후 처음의 자리로 돌아간다. 올리는 동작은 빠르게, 내리는 동작은 천천히 하여 2:1 비율의 속도록 유지하며 수행한다. 반복 횟수는 20회를 하는 것을 목표로 한다.

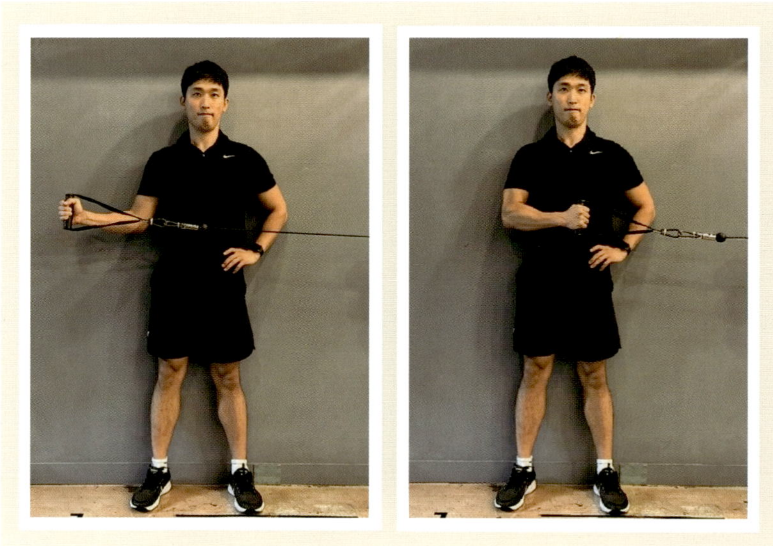

사진-72. Shoulder External Rotation

사진-72. **Shoulder External Rotation** 운동 동작은 바로 선 자세에서 케이블 또는 밴드를 잡고 손을 바깥쪽으로 회전한 후 처음의 자리로 돌아간다. 바깥쪽으로 회전하는 동작은 빠르게, 안쪽으로 돌아오는 동작은 천천히 하여 2:1 비율의 속도로 유지하며 수행한다. 운동 중 골반과 몸통을 포함한 상체의 움직임은 없어야 한다. 반복횟수는 10회를 하는 것을 목표로 한다.

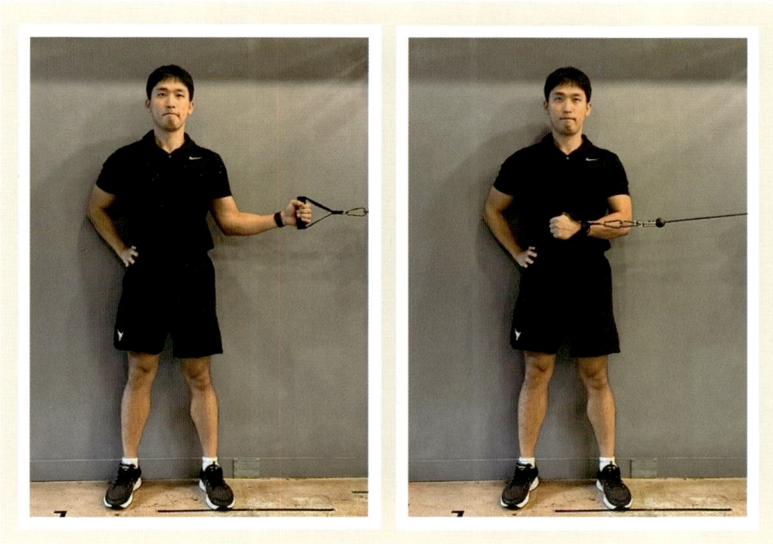

사진-73. Shoulder Internal Rotation

사진-73. **Shoulder Internal Rotation** 운동 동작은 바로 선 자세에서 케이블 또는 밴드를 잡고 손을 안쪽으로 회전한 후 처음의 자리로 돌아간다. 안쪽으로 회전하는 동작은 빠르게, 안쪽으로 돌아오는 동작은 천천히 하여 2:1 비율의 속도로 유지하며 수행한다. 운동 중 골반과 몸통을 포함한 상체의 움직임은 없어야 한다. 반복 횟수는 10회를 하는 것을 목표로 한다.

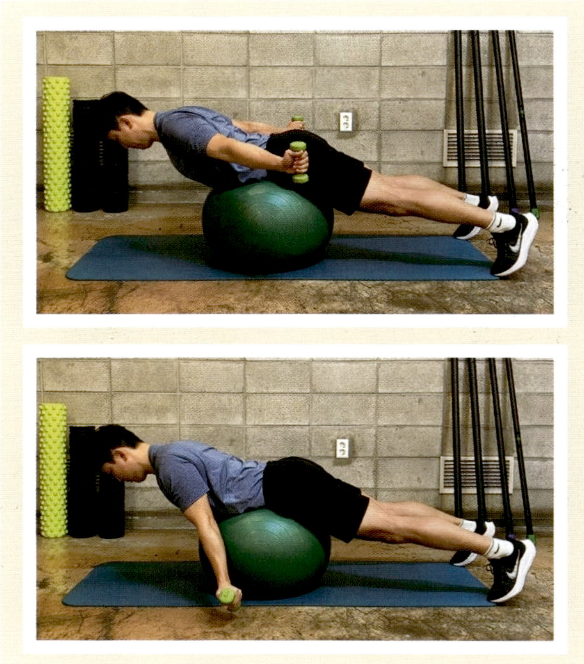

사진-74. Ball Scapular Y, T

사진-74. **Ball Scapular Y, T** 운동 동작은 엎드린 자세에서 복부에 큰 볼을 두고 양손에 덤벨을 잡은 채로, 손을 Y, T자로 들어 올린 후 처음의 자리로 돌아간다. 올리는 동작은 빠르게, 내리는 동작은 천천히 하여 2:1 비율의 속도로 유지하며 수행한다. 운동 중 골반과 몸통을 포함한 상체의 움직임은 없어야 한다. 반복 횟수는 10회를 하는 것을 목표로 한다.

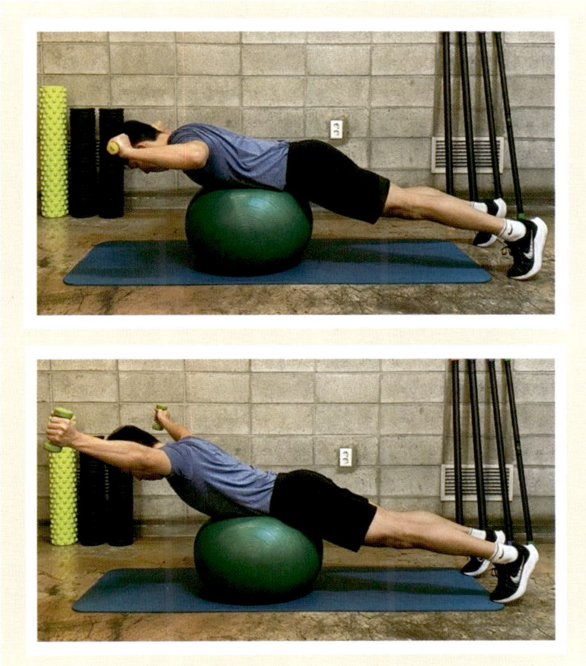

사진-75. Prone Military Press

사진-75. Prone Military Press 운동 동작은 엎드린 자세에서 복부에 큰 볼을 두고 양손에 덤벨을 잡고 손을 앞쪽으로 밀어 올리고 처음의 자리로 돌아간다. 밀어 올리는 동작은 빠르게, 돌아오는 동작은 천천히 하여 2:1 비율의 속도로 유지하며 수행한다. 운동 중 골반과 몸통을 포함한 상체의 움직임은 없어야 한다. 반복 횟수는 10회를 하는 것을 목표로 한다.

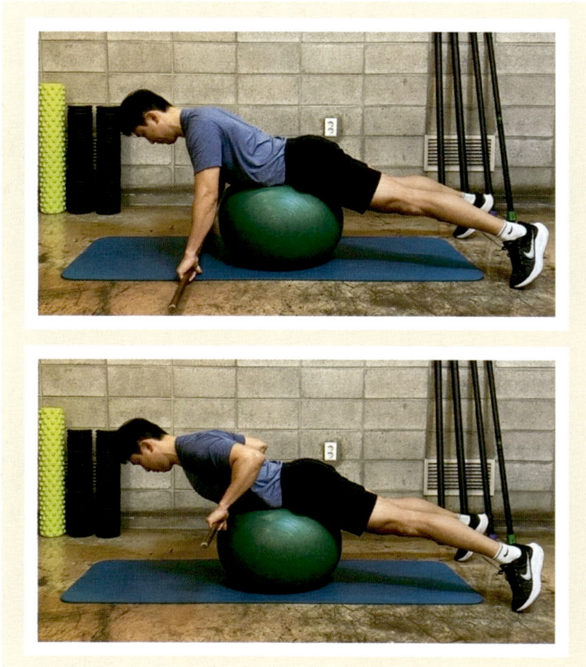

사진-76. Prone Row

사진-76. Prone Row 운동 동작은 엎드린 자세에서 복부에 큰 볼을 두고, 양손에 덤벨을 잡은 채로 손을 등 쪽으로 로우동작으로 당기고 처음의 자리로 돌아간다. 당기는 동작은 빠르게, 돌아오는 동작은 천천히 하여 2:1 비율의 속도로 유지하며 수행한다. 운동 중 골반과 몸통을 포함한 상체의 움직임은 없어야 한다. 반복 횟수는 10회를 하는 것을 목표로 한다.

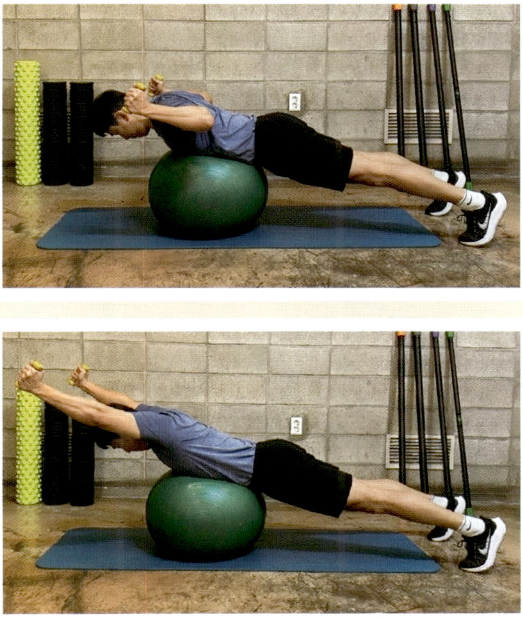

사진-77. Prone W Press

사진-77. Prone W Press 운동 동작은 엎드린 자세에서 복부에 큰 볼을 두고 양손에 덤벨을 잡은 채로, 손을 밀어 올리고 처음의 자리로 돌아간다. 밀어 올리는 동작은 빠르게, 돌아오는 동작은 천천히 하여 2:1 비율의 속도로 유지하며 수행한다. 운동 중 골반과 몸통을 포함한 상체의 움직임은 없어야 한다. 반복 횟수는 10회를 하는 것을 목표로 한다.

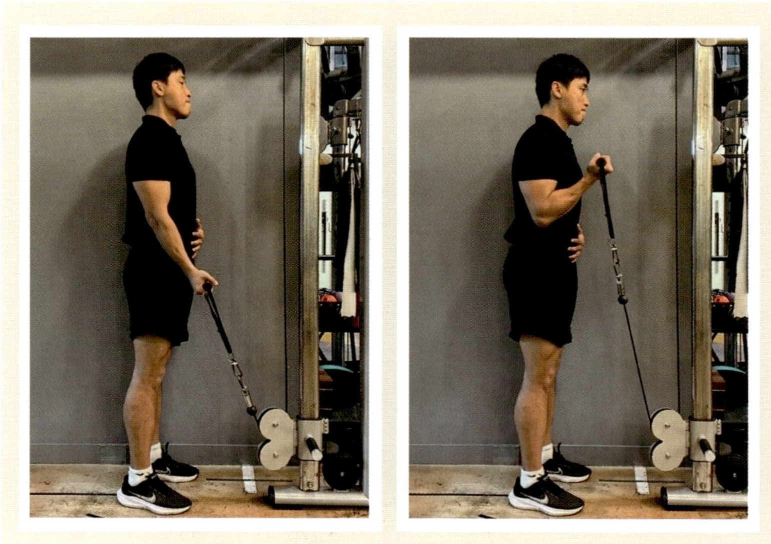

사진-78. Biceps Curl

사진-78. **Biceps Curl** 운동 동작은 바로 선 자세에서 양손에 케이블 또는 탄력밴드를 잡고, 팔꿈치를 구부려 몸쪽으로 당겼다가 처음의 자리로 돌아간다. 당기는 동작은 빠르게, 펴는 동작은 천천히 하여 2:1 비율의 속도로 유지하며 수행한다. 운동 중 골반과 몸통을 포함한 상체의 움직임은 없어야 한다. 반복 횟수는 10회를 하는 것을 목표로 한다.

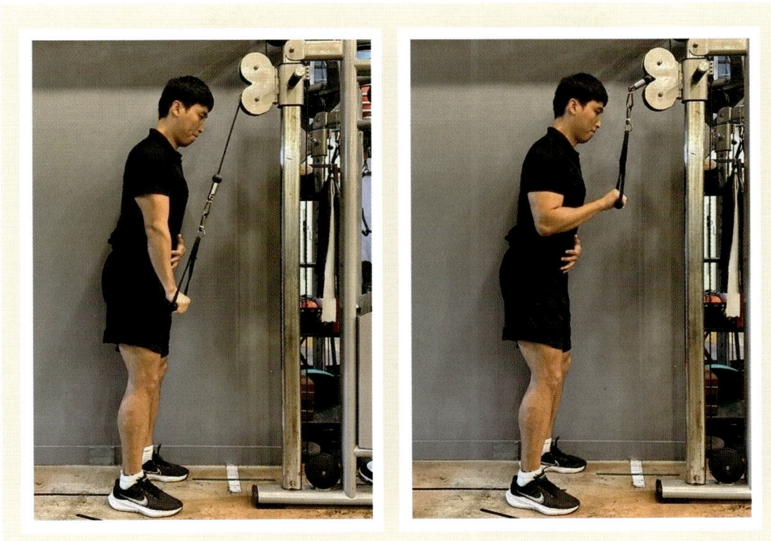

사진-79. Triceps Extension

사진-79. **Triceps Extension** 운동 동작은 바로 선 자세에서 양손에 케이블 또는 탄력밴드를 잡고 팔꿈치를 몸쪽으로 폈다가 처음의 자리로 돌아간다. 펴는 동작은 빠르게, 돌아오는 동작은 천천히 하여 2:1 비율의 속도로 유지하며 수행한다. 운동 중 골반과 몸통을 포함한 상체의 움직임은 없어야 한다. 반복 횟수는 10회를 하는 것을 목표로 한다.

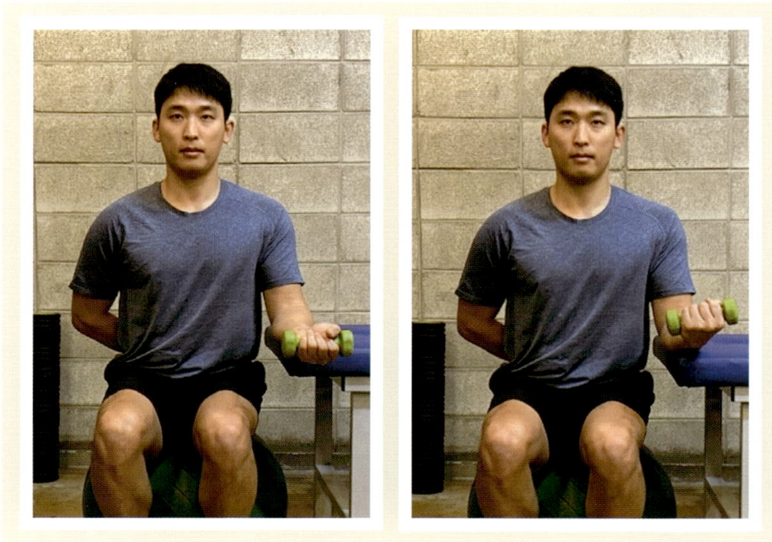

사진-80. Wrist Curl

사진-80. **Wrist Curl** 운동 동작은 앉은 테이블에 손바닥이 천장 방향을 향하게 팔을 위치시키고 덤벨을 잡고 손을 위쪽으로 올렸다가 처음의 자리로 돌아간다. 올리는 동작은 빠르게, 내리는 동작은 천천히 하여 2:1 비율의 속도로 유지하며 수행한다. 골반과 몸통을 포함한 상체의 움직임은 없어야 한다. 반복 횟수는 10회를 하는 것을 목표로 한다.

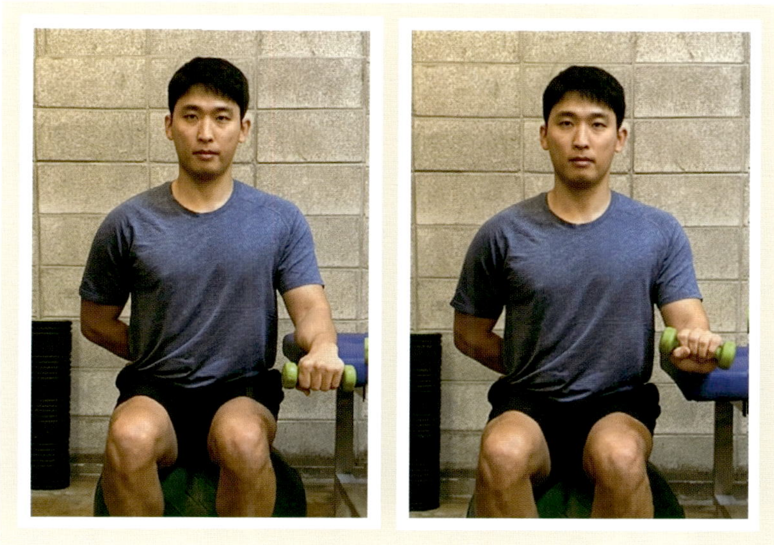

사진-81. Wrist Extension

사진-81. Wrist Extension 운동 동작은 앉은 테이블에 손등이 천장 방향을 향하게 위치시키고 덤벨을 잡고 손을 위쪽으로 올렸다가 처음의 자리로 돌아간다. 올리는 동작과 빠르게, 내리는 동작의 속도의 비율은 2:1 비율의 속도로 유지하며 수행한다. 운동 중 골반과 몸통을 포함한 상체의 움직임은 없어야 한다. 반복 횟수는 10회를 하는 것을 목표로 한다.

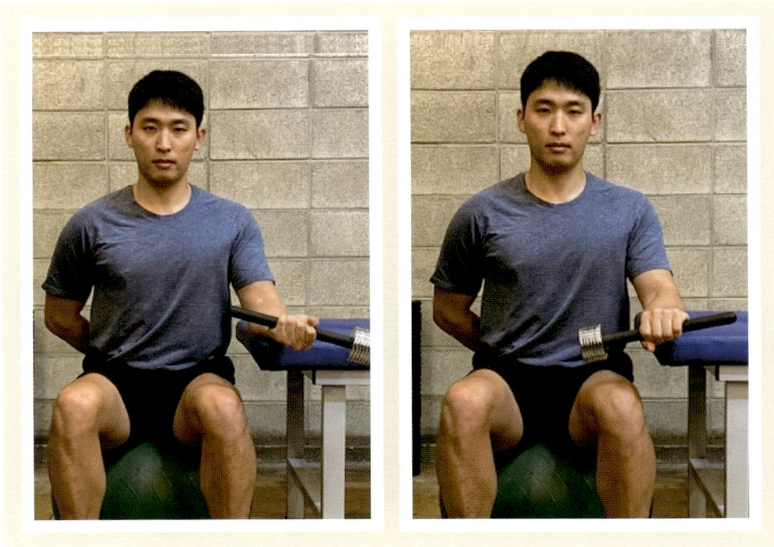

사진-82. Pronation

사진-82. Pronation 운동 동작은 앉은 테이블에 손바닥을 대고 망치를 잡고 손을 안쪽으로 회전했다가 다시 처음의 자리로 돌아간다. 올리는 동작은 빠르게, 내리는 동작은 천천히 하여 2:1 비율의 속도로 유지하며 수행한다. 운동 중 골반과 몸통을 포함한 상체의 움직임은 없어야 한다. 반복 횟수는 10회를 하는 것을 목표로 한다.

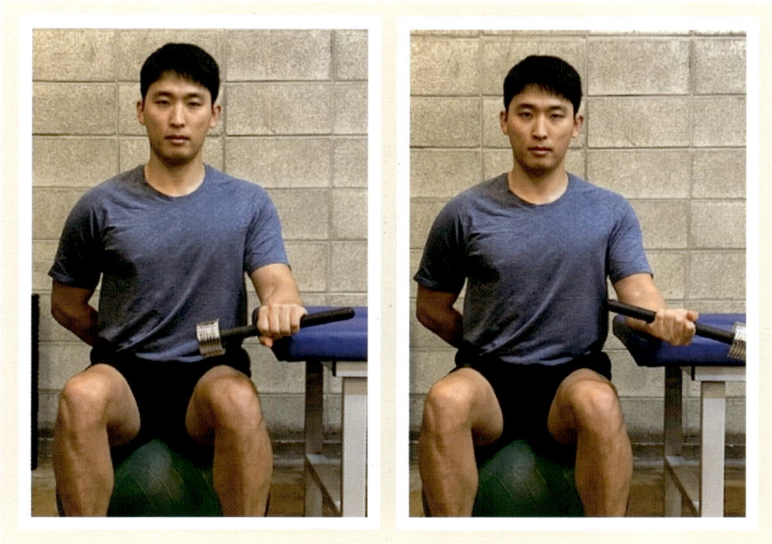

사진-83. Supination

사진-83. Supination 운동 동작은 앉은 테이블에 손바닥을 대고 망치를 잡고 손을 바깥쪽으로 회전했다가 다시 처음의 자리로 돌아간다. 올리는 동작은 빠르게, 내리는 동작은 천천히 하여 2:1 비율의 속도로 유지하며 수행한다. 운동 중 골반과 몸통을 포함한 상체의 움직임은 없어야 한다. 반복 횟수는 10회를 하는 것을 목표로 한다.

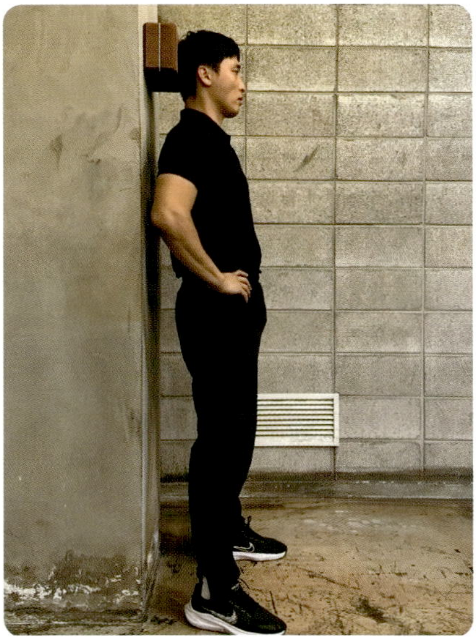

사진-84. Neck Extension

사진-84. Neck Extension 운동 동작은 벽에 기대어 앉은 상태에서 머리를 벽 쪽으로 밀었다가 다시 처음의 자리로 돌아간다. 올리는 동작은 빠르게, 내리는 동작은 천천히 하여 2:1 비율의 속도로 유지하며 수행한다. 운동 중 골반과 몸통을 포함한 상체의 움직임은 없어야 한다. 반복 횟수는 10회를 하는 것을 목표로 한다.

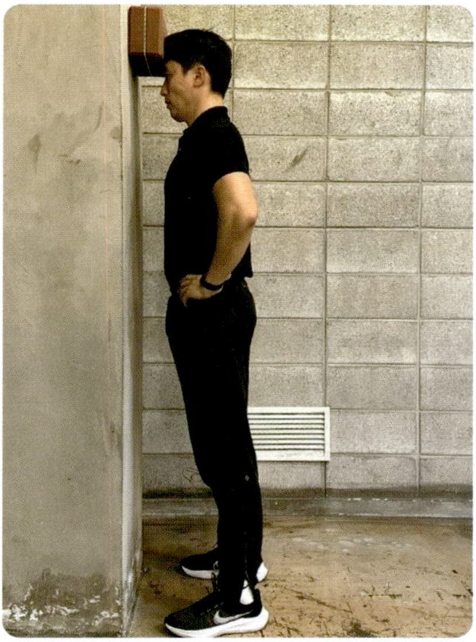

사진-85. Neck Flexion

사진-85. **Neck Flexion** 운동 동작은 벽을 마주하고 이마를 댄 상태에서 이마를 벽 쪽으로 밀었다가 다시 처음의 자리로 돌아간다. 올리는 동작은 빠르게, 내리는 동작은 천천히 하여 2:1 비율의 속도로 유지하며 수행한다. 운동 중 골반과 몸통을 포함한 상체의 움직임은 없어야 한다. 반복 횟수는 10회를 하는 것을 목표로 한다.

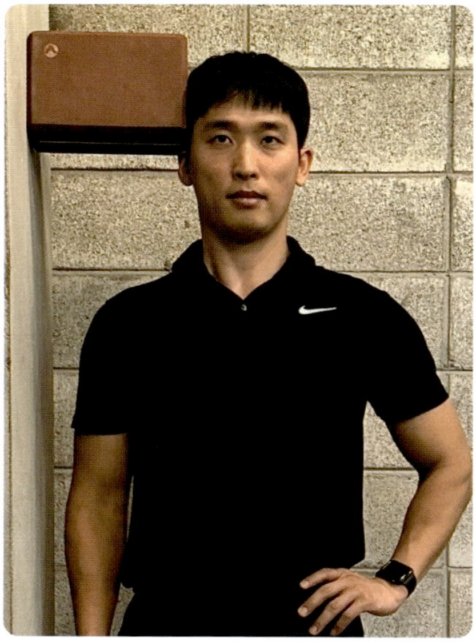

사진-86. Lateral Flexion

사진-86. **Lateral Flexion** 운동 동작은 벽을 측면으로 해서 앉아 옆 이마를 댄 상태에서 옆 이마를 벽 쪽으로 밀었다가 다시 처음의 자리로 돌아간다. 올리는 동작은 빠르게, 내리는 동작은 천천히 하여 2:1 비율의 속도로 유지하며 수행한다. 운동 중 골반과 몸통을 포함한 상체의 움직임은 없어야 한다. 반복 횟수는 10회를 하는 것을 목표로 한다.

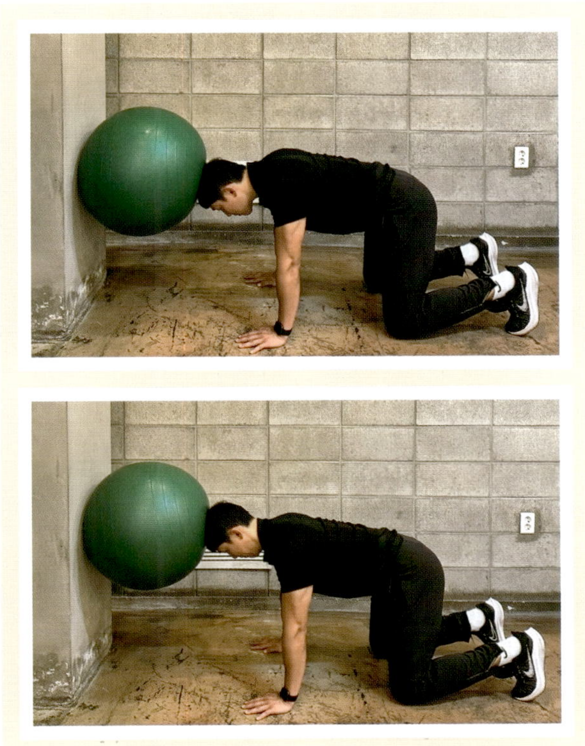

사진-87. Neck Roll

사진-87. Neck Roll 운동 동작은 네발기기 자세에서 벽에 큰 공을 두고 머리로 공을 벽에 밀면서 운동을 준비한다. 머리를 위쪽으로 밀었다가 다시 처음의 자리로 돌아간다. 올리는 동작은 빠르게, 내리는 동작은 천천히 하여 2:1 비율의 속도로 유지하며 수행한다. 운동 중 골반과 몸통을 포함한 상체의 움직임은 없어야 한다. 반복 횟수는 10회를 하는 것을 목표로 한다.

운동 재활을 위한 Manual 테크닉

인쇄: 2023년 10월 25일
발행: 2023년 10월 30일

저 자: 김병곤·김동우·공성아

발행인: 문정구
발행처: (주) 바이오사이언스출판
본 사: 10860 경기도 파주시 탄현면 국화향길 10-56, 1동
서울사무소: 06569 서울특별시 서초구 도구로 115, 3층(방배동)
전 화: (02)581-4057~8
팩 스: (02)581-4059
이메일: inquiry@biosciencepub.co.kr
홈페이지: http://www.biobooks.co.kr
ISBN: 978-89-6824-152-9 (93690)
등록번호: 제22-3079호
값: 16,000원

BIOSCIENCE (주)바이오사이언스출판